Alexander Koch

Weltreligionen und säkulare Psychotherapie

Alexander Koch

Weltreligionen und säkulare Psychotherapie

Einflüsse und Parallelen

Südwestdeutscher Verlag für Hochschulschriften

Impressum/Imprint (nur für Deutschland/only for Germany)
Bibliografische Information der Deutschen Nationalbibliothek: Die Deutsche Nationalbibliothek verzeichnet diese Publikation in der Deutschen Nationalbibliografie; detaillierte bibliografische Daten sind im Internet über http://dnb.d-nb.de abrufbar.
Alle in diesem Buch genannten Marken und Produktnamen unterliegen warenzeichen-, marken- oder patentrechtlichem Schutz bzw. sind Warenzeichen oder eingetragene Warenzeichen der jeweiligen Inhaber. Die Wiedergabe von Marken, Produktnamen, Gebrauchsnamen, Handelsnamen, Warenbezeichnungen u.s.w. in diesem Werk berechtigt auch ohne besondere Kennzeichnung nicht zu der Annahme, dass solche Namen im Sinne der Warenzeichen- und Markenschutzgesetzgebung als frei zu betrachten wären und daher von jedermann benutzt werden dürften.

Coverbild: www.ingimage.com

Verlag: Südwestdeutscher Verlag für Hochschulschriften GmbH & Co. KG
Heinrich-Böcking-Str. 6-8, 66121 Saarbrücken, Deutschland
Telefon +49 681 37 20 271-1, Telefax +49 681 37 20 271-0
Email: info@svh-verlag.de

Zugl.: Friedrich-Alexander-Universität Erlangen-Nürnberg, Diss., 2012

Herstellung in Deutschland (siehe letzte Seite)
ISBN: 978-3-8381-3383-6

Imprint (only for USA, GB)
Bibliographic information published by the Deutsche Nationalbibliothek: The Deutsche Nationalbibliothek lists this publication in the Deutsche Nationalbibliografie; detailed bibliographic data are available in the Internet at http://dnb.d-nb.de.
Any brand names and product names mentioned in this book are subject to trademark, brand or patent protection and are trademarks or registered trademarks of their respective holders. The use of brand names, product names, common names, trade names, product descriptions etc. even without a particular marking in this works is in no way to be construed to mean that such names may be regarded as unrestricted in respect of trademark and brand protection legislation and could thus be used by anyone.

Cover image: www.ingimage.com

Publisher: Südwestdeutscher Verlag für Hochschulschriften GmbH & Co. KG
Heinrich-Böcking-Str. 6-8, 66121 Saarbrücken, Germany
Phone +49 681 37 20 271-1, Fax +49 681 37 20 271-0
Email: info@svh-verlag.de

Printed in the U.S.A.
Printed in the U.K. by (see last page)
ISBN: 978-3-8381-3383-6

Copyright © 2012 by the author and Südwestdeutscher Verlag für Hochschulschriften GmbH & Co. KG and licensors
All rights reserved. Saarbrücken 2012

Inhaltsverzeichnis:

	Seite:
Zusammenfassung deutsch/englisch	1/3
1. Einleitung	5
1.1 Die Bedeutung des Religiösen	5
1.2 Verhältnis von Religion und Psychotherapie	8
2. Methodik und Struktur der Arbeit	10
3. Religionen und ihre psychotherapeutischen Elemente	12
3.1 Hinduismus	12
-Glaubensstruktur	12
-Lehre	13
3.1.1 Yoga	15
-Hintergrund	15
-Stufensystem	16
-Effekte	17
3.1.2 Autogenes Training als Parallele zum Yoga	20
-Herkunft und Prinzip	20
-Fremdsuggestion vs. Selbstsuggestion	21
-Körperhaltung	22
-Indikationen	23
-Die Grundstufe	24
-Höhere Stufen	25
-Details der Oberstufe	26
-Autogene Meditation	28
-Einordnung des AT	29
-Bekanntheit und Studienlage	31
-Methodische Analogien	31
3.2 Buddhismus	33
-Der Religionsgründer	33
-Lehre	34
-Buddhismus und Meditation	35
3.2.1 Zen-Meditation	37
-Geschichte und Überlieferung	37
-Meditation und Koan	39
-Zen und Psychoanalyse	40
-Zen in verschiedenen Lebensbereichen	41
-Kern und Proprium	43

3.2.2 Morita-Therapie	45
−Morita und die Psychoanalyse	45
−Indikation	46
−Behandlungstechnik	47
−Effektivität	48
3.2.3 Dialektisch-behaviorale Therapie (DBT) nach Linehan	49
−Zen in der DBT	49
−Religiöse Bezüge	50
−Prinzipien	51
3.2.4 Humanistische und Transpersonale Psychologie, Initiatische Therapie nach Dürckheim	53
−Integrative Bestrebungen und „neue Therapien"	53
−Initiatische Therapie: Anspruch	54
−Indikationen	55
−Religiöse Anleihen und Bezüge	56
3.3 Judentum	59
−Erwähltheitsidee und Geschichte	59
−Die Schrift und ihre Lehrer	60
−Die Kabbalah	62
3.3.1 Das therapeutische Bündnis als Analogie der Gottesbeziehung	64
−Die Rollenverteilung in der Therapie	64
3.3.2 Die Psychoanalyse und ihr spiritueller Hintergrund	67
−Die Entstehung der Psychoanalyse	67
−Die Erben Freuds	68
3.4 Christentum	72
−Voraussetzungen und Geschichte	72
−Jesus als Psychotherapeut	74
−Schrift und Lehre	76
3.4.1 Der Beichtstuhl und die Couch	78
−Religiöse Nosologie	78
−Methodische Überschneidungen	80
3.4.2 Hiob und die Herausforderung der Psychotherapie	82
−Rechtfertigung Gottes und Umgang mit dem Leid	82
−Botschaft	83

III

3.4.3 Gebet, Exerzitium und kognitive Selbststeuerung	86
-Mindfulness	86
-Exerzitien und Erleuchtung	88
-Utilisierung des Zen als „säkulare Technik"	90
-Protestantische Alternative	91
-Angrenzendes	92
-Gebet und Autosuggestion	93
-Kognitive Aspekte des Gebets	94
-Heilungsgebet und Charisma	95
-Wirksamkeit des Gebets	96
3.4.4 Gottesdienst und Gruppentherapie	98
-Psychologische Kategorisierung	98
-Zeugnis geben	100
-Teilhabe und Stellvertretung	102
-Menschenbild und Krankheitsmodell	104
-Predigt und geistliche Leitung	105
-Fest, Inszenierung und Dialog	106
3.4.5 Selbsthilfegruppen auf christlicher Grundlage: Anonyme Alkoholiker	108
3.5 Islam	110
-Geschichte	111
-Mohammed und der Koran	111
-Lehre und Ritus	113
-Praktische Religiosität und Seelsorge	114
3.5.1 Islamische Gelehrte und ihr Einfluss auf die Psychologie	117
-Mohammeds Ansichten als Grundlage	117
-Rhazes (ca. 864-932)	118
-Avicenna (ca. 980-1037)	119
-Al-Ghazali (ca. 1058-1111)	121
-Averroes (ca. 1126-1198)	122
3.5.2 Der Sufismus	125
-Tariqa, Derwische, der Sheik und die Initiation	126
-Analogien und Wirksamkeitsgrundlagen	127
-Botschaft und Sprache	128

4. Diskussion und Ergebnisse	131
4.1 Die untersuchten Religionen	131
4.2 Die gemeinsamen therapeutischen Elemente	134
-Versenkungsmethoden	134
-Andere Faktoren	135
-Zur religiösen Bezugnahme von Begründern psychotherapeutischer Methoden und „Schulen"	135
-Religiöse Werte und Tugenden	137
-Tabelle „Religiöse Praktiken und psychotherapeutische Entsprechungen"	140
4.3 Fazit und Ausblick	141
5. Literaturverzeichnis	143
6. Danksagung	157

Zusammenfassung

Hintergrund und Ziele:
Religionen und Psychotherapien in ihren verschiedenen Richtungen fußen zum einen auf verbindlichen geistig-theoretischen Lehrinhalten (z.b. Dogmen, Menschenbilder), zum anderen werden auf der Basis dieser Lehren praktische Anleitungen gegeben, wie dem Leid entgegenzuwirken, es ggf. zu ertragen, aber auch, wie das Leben „erfolgreich" zu führen sei (Lebenshilfe). In „praktischer" Hinsicht gibt es zwangsläufig vielfältige Überschneidungen, die bislang noch selten systematisch untersucht worden sind. Es erschien deshalb der Versuch lohnend, die fünf Weltreligionen (Hinduismus, Buddhismus, Judentum, Christentum, Islam) und moderne psychotherapeutische Verfahren daraufhin zu vergleichen, inwieweit Religionen „säkulare" Psychotherapien beeinflusst haben, aber auch, welche Grundannahmen und Praktiken der Religionen sich ohne unmittelbare Beeinflussung in den Psychotherapien wiederfinden.

Methoden:
Die vorliegende Arbeit basiert auf Angaben relevanter Literatur, wobei angesichts der Fülle des Stoffgebietes eine - wenngleich umfangreiche - Auswahl im Sinne der Themenstellung getroffen werden musste. Die fünf Weltreligionen werden in Lehre und Praxis ausführlich vorgestellt und jeweils anschließend psychotherapeutische Methoden und Techniken beschrieben, die entweder explizit religiöse Inhalte in säkularer Form übernommen haben oder die religiösen Lehren oder Praktiken in auffallender Weise ähnlich sind, so dass von einer parallel-konvergenten Entwicklung hin zu „funktionierenden Prinzipien" gesprochen werden kann.

Ergebnisse:
Einflüsse von religiösen Praktiken und Lehren auf neuzeitliche Psychotherapie bzw. Parallelen zwischen beiden, z.T. mit regionalen Schwerpunkten, finden sich in suggestiven Vorgehensweisen, kontemplativ-entspannenden Verfahren, der Erzeugung von Trance oder (selten) Ekstase, aber auch in kognitiv-behavioralen Techniken (z.B. „Umkehren, „anders denken"; Selbsthilforganisationen wie „Anonyme Alkoholiker"; Prinzip der Eigenverantwortung im Judentum). Besonders häufig und unmittelbar werden Anleihen aus dem Zen-Buddhismus entnommen (Dialektisch-behaviorale Therapie, Initiatische Therapie, Achtsamkeitstherapie). Die Analytische Psychologie von C.G. Jung

versucht, seelische Vorgänge mit Hilfe religiöser Symbolik (westliche und östliche Religionen) verständlich zu machen (z.B. „Amplifikation" in der Traumdeutung). Individuelle und soziale Werte, die in allen Religionen eine zentrale Stellung einnehmen, spielen besonders in den sog. „Humanistischen" Verfahren (Gesprächspsychotherapie nach Rogers, Logotherapie nach Frankl u.a.) eine tragende Rolle, halten aber generell vermehrt in die Psychotherapie Einzug. Begründer psychotherapeutischer Richtungen haben sich, unabhängig von ihrer eigenen Einstellung, immer wieder mit dem Phänomen „Religion" auseinandergesetzt, auch Sigmund Freud, der Religion als „Illusion" und „kollektive Neurose" betrachtete.

Praktische Schlussfolgerungen:
Die Weltreligionen enthalten in Lehre und praktischer Ausübung eine Vielzahl von Inhalten und Techniken, die sich in psychotherapeutischen Grundprinzipien und Vorgehensweisen wieder finden. Dies legt den Schluss nahe, dass der therapeutische „Fundus" der Religionen größer ist als es sich in den aktuell gängigen Psychotherapieformen darstellt. Die Beschäftigung mit Religionen (evtl. nicht nur den „Welt"-Religionen), etwa das Schriftenstudium der Buchreligionen (Judentum, Christentum, Islam) und das Studium religiöser Praktiken (Yoga, Meditation u.a.) lässt deshalb gängige Psychotherapieformen in größerem Zusammenhang sehen und erscheint geeignet, Psychotherapie um wertvolle, praktisch umsetzbare Einsichten und Wirkprinzipien zu bereichern.
Zwar ist die spirituelle Botschaft der jeweiligen Religion vom psychotherapeutischen Auftrag klar zu trennen, jedoch ist eine „religiöse Anamnese", unter dem Aspekt der individuellen Bedeutung des Religiösen für jeden Menschen, stets wünschenswert. Glaube und Religion können im therapeutischen Diskurs in geeigneter Form als Ressource utilisiert werden, jedoch bleibt dies in jedem Fall der Einstellung und Erfahrung des Therapeuten überlassen.

Summary

Background:
Religions as well as the various schools of psychotherapy are founded on agreed upon spiritual and theoretical contents (e.g. dogmas, images of humanity). Based on those teachings practical instructions are given to alleviate suffering, to cope with it and to lead a "successful" life. Such "practical aspects" are bound to be overlapping in some way, which has not been investigated yet. It seemed worthwhile to compare the five major world religions (Hinduism, Buddhism, Judaism, Christianity, Islam) to modern psychotherapeutic methods, asking if religions have influenced "secular" psychotherapies and if religious assumptions and practices can be found in the psychotherapies without explicit influence.

Methods:
The paper at hand is based on the relevant literature. However, considering the sheer abundance of works in the given area, a – still extensive - selection had to be picked. The teachings and practices of the five world religions are introduced in detail, whereupon psychotherapeutic methods and techniques are described that either have utilized explicitly religious contents in a secular form or that bear a striking similarity to religious teachings and practices, in which case a parallel or convergent development towards "working principles" can be surmised.

Results:
Examples for religious influence on or religious parallels in modern psychotherapy – with regional differences - are hypnotic approaches, contemplative and relaxing procedures, the creation of trance or (rarely) ecstasy, and also cognitive or behavioral techniques (e.g. "turning around", "thinking different", self-help groups like "alcoholics anonymous", the principle of self-responsibility in Judaism). The most common and immediate loans are taken from Zen Buddhism (Dialectical Behavior Therapy, Initiatic Therapy, Mindfulness Therapy). The Analytical Psychology of C. G. Jung tries to explain inner-psychic events using religious symbolism (of western and eastern origin). Individual and social "values" that have a central role in every religion are especially important in the so-called "Humanistic" Methods (Client-centered Therapy after Rogers, Logotherapy after Frankl), but are also of growing interest in other psychotherapies. Independently of their personal

beliefs, the founders of psychotherapeutic "schools" have time and time again grappled with the phenomenon of "religion" – even Sigmund Freud, who called religion a "illusion" or "collective neurosis".

Practical Implications:

The world religions' teachings and practice contain a multitude of techniques that can be found again in psychotherapeutic principles and procedures. This implies that the therapeutic "fund" of the religions is bigger than it is recognized in today's psychotherapy. The occupation with religions (and perhaps not only the "world" religions), i.e. studying sacred texts in the "religions of the book" (Judaism, Christianity, Islam) or studying religious practice (Yoga, Meditation) may put another complexion on current psychotherapies and complement them with valuable knowledge and principles for treatment. While the "spiritual message" is of course to be distinguished from the psychotherapeutic task, a "religious anamnesis" ensuring the individual treatment of each patient is always desirable. Belief and religion may be utilized in the therapeutic setting, but this is, in each case, left to the practitioners' attitude and experience.

1. Einleitung

1.1 Die Bedeutung des Religiösen

Im Medizinstudium wird eine große Vielfalt an Fächern gelehrt. Diese Fächer beleuchten das „Arbeitsobjekt Mensch" von nahezu allen denkbaren Seiten. Dank der in den neueren Approbationsordnungen verwirklichten Berücksichtigung von Medizinischer Soziologie, Schmerztherapie, Altersmedizin, Medizinökonomie und anderen wurden viele der verbliebenen „blinden Flecken" der Ausbildung geschlossen (vgl. Bundesministerium für Gesundheit 2002, §27). Ein Arzt, der diese Ausbildung durchlaufen hat, sollte demnach nicht nur ein Techniker der körperlichen und geistigen Gesundheit sein (denn auch psychotherapeutische Fähigkeiten können gelernt und routiniert angewendet werden), sondern darüber hinaus zur Reflexion über die „geistigen, historischen und ethischen Grundlagen ärztlichen Handelns" (Bundesministerium für Gesundheit 2002, §1) in der Lage sein. Dies schließt das Wissen um die weltanschauliche Herkunft und Geschichte von Therapien ein, und deshalb sind – zumindest im Fach Psychiatrie – auch Kenntnisse über Religion wünschenswert.

Der niedergelassene Arzt wird unter dem „psychologischen" Aspekt seiner Tätigkeit immer wieder auch mit dem religiösen Hintergrund seiner Patienten konfrontiert werden. Schöllgen hat darauf hingewiesen, „daß weltanschaulich entwurzelte Menschen, der Treibsand unserer säkularisierten Epoche, in die Sprechzimmer der Ärzte – praktisch fast aller Fachrichtungen – eindringen und ihnen die zusätzliche Aufgabe zuschieben, sie seelisch zu betreuen." (Schöllgen 1963, S. 643).
Obwohl Glaube und Spiritualität andererseits zunehmend aus der öffentlichen Wahrnehmung verschwinden und in die Sphäre des Privaten rücken – „Religion" existiert und ist lebendig. Bei einer multinationalen Umfrage des PEW Research Center im Jahr 2002 gaben 59% der US-Amerikaner an, Religion spiele eine sehr wichtige Rolle in ihrem Leben. In Deutschland waren es immerhin noch 21% (Pew Research Center for The People & The Press 2002). Nur 32% der Deutschen sind konfessionslos (Forschungsgruppe Weltanschauungen in Deutschland 2009). Die Zahlen verschiedener Umfragen zum Thema Glauben schwanken zwar stark, aber Spiritualität ist sicher keine Randerscheinung.

Auch Ärzte und Psychologen sind hierbei nicht ausgenommen: Eine repräsentative Erhebung unter fränkischen Psychotherapeuten aus dem Jahr 2001 erbrachte, dass sich immerhin über 70% sowohl der ärztlichen als auch der psychologischen Therapeuten als „religiös eingestellt" oder sogar „religiös praktizierend" bezeichnen (Demling et al. 2001). Die genannten Untersuchungen werden durch viele andere mit ähnlichen Ergebnissen unterstützt, und eine nach wie vor (oder wieder? Hujer et al. 2009) ernstzunehmende Religiosität der Bevölkerung darf als gegeben betrachtet werden. „Menschen, Patienten, eine Gesellschaft, die ihre biologischen und ihre psychischen Wurzeln auch [im] ... Religiösen und Sakralen haben, müssen anders psychiatrisch und soziologisch verstanden und behandelt werden" (B. Staehelin 1978).

Institutionalisierte und private Formen der Spiritualität stellen einen zentralen Bereich subjektiven Erlebens, Kultur, Gesundheit und Pathologie dar. Religiöse Vorstellungen waren über Jahrtausende hinweg Grundlage von Naturwissenschaft und Medizin. Heute lässt sich das Studium der Medizin absolvieren, ohne Wissen über Religion zu erwerben. Am ehesten noch geschieht dies im Rahmen freiwilliger (!) Seminare zum Überbringen schlechter Nachrichten (z.B. Seminar „breaking bad news" am Institut für Geschichte und Ethik der Medizin, FAU Erlangen) – also erst, wenn durch die zwangsweise Auseinandersetzung von Patienten mit metaphysischen Fragen das Thema aufkommt. Der Mangel an Geschick im Umgang mit diesen für viele Menschen so zentralen Dingen ist umso erstaunlicher, als Medizin und Religion denselben Ursprüngen entstammen. Der Theologe Alfred Köberle schreibt: „Arzt und Priester sind ursprünglich eine Einheit gewesen. Der antike Tempel war beides zugleich: Kultstätte der Anbetung und Heilstätte für die Kranken." (Köberle 1961, S. 679, Utsch 2008a, S. 28).

Betrachtet man die teilweise irrationalen Heilserwartungen, die heute der Medizin - und hier speziell dem lebenshilflichen Potential von Psychologie und Psychiatrie – entgegengebracht werden, so fühlt man sich an die gemeinsamen Wurzeln von Medizin und Religion erinnert. Plakativ ausgedrückt: die Funktionen von Arzt und Priester scheinen in der Person des Psychiaters wieder direkt aneinander anzugrenzen. Dabei ist das spirituelle Element oft nicht länger die tradierte Religion z.B. des Christentums, sondern die Psychologie selbst nimmt den Charakter einer „Befreiungswissenschaft" (Eva Jaeggi, zitiert nach Utsch und Frick 2005, S. 50) an. Auf die „Entzauberung der äußeren Natur" durch Aufklärung und Wissenschaft folgt quasi die „Verzauberung der inneren Natur" durch Machbarkeitsversprechen und Deutungshoheit der Psychologie (Utsch und Frick 2005, S. 51). Natürlich ist diese Darstellung des therapeutischen Selbstverständnisses überzeichnet und in dieser Form selten anzutreffen, stellt aber auch die logische Entwicklung einer relativ jungen Wissenschaft dar, die meint, „das Rad neu erfunden" zu haben - und dabei übersieht, dass die Überwindung von Leid und (psychischer) Krankheit immer schon auch Anliegen und Aufgabe der Religionen gewesen ist. Es ist daher nicht verwunderlich, dass hier Inspirationen und Parallelentwicklungen stattgefunden haben.

1.2 Verhältnis von Religion und Psychotherapie

Fragen nach der Religiosität, sei es als Ressource oder als Problembereich, werden im therapeutischen Diskurs selten angesprochen. Die wissenschaftliche Bearbeitung des Grenzbereiches zwischen Religion und Medizin steckt in Europa und in Deutschland noch in den Anfängen. Die „überwältigende Mehrheit der empirischen und theoretischen Arbeiten" (vgl. Murken 1998, S. 13) kommt aus den USA. Dies ist ein Problem, denn „die Kulturgebundenheit religiösen bzw. spirituellen Erlebens und Verhaltens erfordert eigene Untersuchungen und Erklärungsansätze." (Utsch 2008a, S. 31).

Eine institutionalisierte Berücksichtigung psychotherapierelevanten religiösen Fachwissens, etwa in der Medizinerausbildung, lässt auf sich warten. Demgegenüber werden von den christlichen Kirchen psychologische Methoden, etwa der Tiefenpsychologie, durchaus genutzt. Die Seelsorge hat „heilswirksame Elemente" der empirischen Psychologie aufgenommen und integriert moderne wissenschaftliche Erkenntnisse in ihre Tätigkeit (Demling 2004, S. 42ff). Im In- und Ausland lehren kirchliche und kirchennahe Akademien eine „psychologisch fundierte Seelsorge" bzw. eine „christlich gefärbte Psychotherapie". Das in Deutschland und Polen tätige „de'ignis-Institut" etwa bietet eine Fortbildung in „christlich-integrativer Psychotherapie" an und wirbt mit „Kompetenz. Und Gottvertrauen." (de'ignis-Institut für Psychotherapie und christlichen Glauben 2010). Die 1987 gegründete Deutsche Gesellschaft für Biblisch-Therapeutische Seelsorge (DGBTS) und ihre in Deutschland, Österreich und der Schweiz tätige Nachfolgeorganisation „BTS Fachgesellschaft für Psychologie und Seelsorge gGmbH" bietet speziell für Seelsorger und Gemeindemitarbeiter Kurse und sogar eine komplette Ausbildung zum „Lebens- und Sozialberater (BTS)" an. Sie will damit psychologische Grundkenntnisse an Gläubige vermitteln, da „das mangelnde Vertrauen zum Psychotherapeuten, über dessen Glaubenshintergrund keine Klarheit besteht, einen möglichen Heilungsprozess [verhindert]" (BTS Fachgesellschaft für Psychologie und Seelsorge 2010ab).

Psychologisches Wissen und psychotherapeutische Verfahren wurden und werden also von religiöser Seite aufgegriffen. Umgekehrt werden Therapieverfahren, die - wie z.B. der Yoga – religiöse Wurzeln haben, ohne Religionsbezug („säkular") eingesetzt. „Eine Reihe psychotherapeutischer Verfahren, die heute in säkularisierter und z.T. westlichassimilierter Form praktiziert werden, sind aus Anschauungen und Praktiken der (Welt-) Religionen hervorgegangen bzw. an diese angelehnt." (Demling 2004, S. 44). Nach Dührssen ist es „keine neue Erkenntnis, daß sich zwischen dem religiösen Erleben der Menschheit einerseits und … psychotherapeutischen Verfahren andererseits zahlreiche Verbindungen aufzeigen lassen" (Dührssen 1978).

2. Methodik und Struktur der Arbeit

Die vorliegende Arbeit soll systematisch der Frage nachgehen, inwieweit zwischen Lehren und Praktiken der Weltreligionen und psychotherapeutischen Verfahren Parallelen bestehen - sei es, dass Psychotherapien religiös „inspiriert" wurden, oder als unabhängige Übereinstimmungen, die im spirituellen bzw. therapeutischen Sinne die Zeiten überdauert bzw. sich als „wirksam" erwiesen haben. Der Studie liegt auch der Gedanke zugrunde, der vom Begründer der Logotherapie, Viktor E. Frankl, folgendermaßen formuliert wurde: „Mag die Religion auch noch so wenig um ... seelische Gesundung oder Krankheitsverhütung bemüht ... sein, so ist es doch so, dass sie per effectum – und nicht per intentionem! – psychohygienisch, ja psychotherapeutisch wirksam wird." (Frankl 1983, S. 219).

Religion wirkt also auch im „weltlichen" Sinne psychotherapeutisch, unabhängig von ihrer jeweiligen metaphysischen Grundlage, die in den folgenden Ausführungen zwar ausführlich dargestellt, aber nicht bewertet werden soll. Ob es die „Absicht" eines religiös inspirierten oder parallelen Therapieelements ist, die seelische Gesundung herbeizuführen, oder ob dies nur der „Nebeneffekt" eines z.B. der Gottesverehrung dienenden Verhaltens ist, wird im Folgenden nicht berücksichtigt. Auch werden in der Arbeit nur etablierte Methoden der Psychotherapie betrachtet, nicht also z.B. esoterische Ansätze.

Im ersten Teil der Arbeit sollen zunächst die fünf Weltreligionen Hinduismus, Buddhismus, Judentum, Christentum und Islam kurz vorgestellt werden; Anleihen von und Parallelen zu diesen Religionen müssten sonst unanschaulich und uneingebettet bleiben. Von der jeweiligen Geschichte und Systematik ausgehend werden anschließend Therapie- und Seelsorgetechniken erläutert, die entweder explizit einer säkularen psychologischen Methode als Vorbild gedient haben oder aber einer unabhängig entstandenen Therapieform dahingehend ähneln, dass von einer parallel-konvergenten Entwicklung hin zu „funktionierenden Prinzipien" ausgegangen werden kann.

Des Weiteren soll für jede religiös entstandene Methode das spezifische religiöse Proprium gezeigt werden, die „Taste mehr auf dem Klavier" (Demling 2004, S. 43), und ob auch dieses Proprium ein säkulares Gegenstück hat oder aber außer-spirituell gar nicht haben kann (z.B. der Reinkarnations- und Karmaglauben des Hinduismus, mit seinen vielfältigen Implikationen). Begleitend soll auch nach Therapie*formen* ein vergleichender

Querschnitt durch die betrachteten Praktiken gezogen werden. Aktivitäten wie z.b. das Gebet - sei es als christliches Vaterunser, hinduistisches Mantra o.a. - oder als Selbstsuggestion im autogenen Training scheinen konvergente Endpunkte vieler Religionen bzw. psychotherapeutischer Strömungen zu sein. Nach Möglichkeit werden auch verfügbare empirische Daten zu Verbreitung und Wirksamkeit explizit spirituell fundierter Verfahren referiert.

Bei der Auswahl der Literatur wurden religionswissenschaftliche „Standardwerke" (z.B. von Glasenapp), Primärliteratur der Therapiebegründer (z.B. von Freud, Schultz, Dürckheim u.a.), Artikel aus wissenschaftlichen Journalen, aber auch Sekundärliteratur, Enzyklopädien (z.B. Theologische Realenzyklopädie), Pressemitteilungen, Selbstdarstellungen von Organisationen im Internet, Interviews und Zeitungsartikel verwendet. Auf diese Weise soll ein möglichst detailreiches Bild gezeichnet werden, das akademische Lehrmeinung, freie Publikationen und öffentliche Darstellung verbindet, ohne den wissenschaftlichen Anspruch zu gefährden.

3. Religionen und ihre psychotherapeutischen Elemente

3.1 Hinduismus

Der etwa in der Zeit von 2000 vor Christus bis Christi Geburt entstandene Hinduismus hat heute circa 900 Millionen Anhänger. Er ist damit nach Christentum und Islam die drittgrößte Religion der Erde. Naturgemäß sind zuverlässige Angaben in dieser Größenordnung nur schwer zu bekommen – einerseits wegen der schwierigen Definition der „Mitgliedschaft" in einer Religion, andererseits wegen der unvollständigen Erfassung auf lokaler und nationaler Ebene. Die hier letztlich angegebene Zahl stammt von adherents.com, einer Plattform, die sich der Meta-Analyse religionswissenschaftlicher Umfragen und Erhebungen widmet. Zum Zeitpunkt der Abfrage der Daten reicht die Spanne der primären Schätzungen für den Hinduismus von 850 Millionen bis zu einer Milliarde Menschen, und die Datenbank von adherents.com listet dazu über 40'000 Einzelstatistiken als Quellen (Hunter 2010a).

Glaubensstruktur:

Die Volksreligion des indischen Subkontinents lässt sich nur schwer zusammenfassend darstellen. In ihr vermischen sich die Traditionslinien arischer Einwanderer, autochthoner Bevölkerung und - in neuerer Zeit – islamischer Eroberer und Einwanderer. Weder hinsichtlich seiner mythologischen und dogmatischen Ursprünge noch hinsichtlich seiner Lehren von der Funktionsweise der Welt noch hinsichtlich seines Pantheons zeigt er eine den westlichen Offenbarungsreligionen vergleichbare innere Logik und Homogenität. Ganz im Gegenteil findet sich eine Vielfalt von Sekten, Strömungen und Traditionslinien mit teilweise sogar widersprüchlichen Lehren und Weltanschauungen, die letztlich nur wenige gemeinsame Nenner haben und sich oft nur nach außen hin als zusammengehörig empfinden. Hierzu eine prägnante Zusammenfassung von Helmuth von Glasenapp:
„Mit seiner Eigenschaft als ‚gewordener', nicht ‚gestifteter' Religion hängt es zusammen, dass der Hinduismus keine fest umrissene Dogmatik besitzt, in dem Sinne wie der Buddhismus und die beiden Religionen der geschichtlichen Gottesoffenbarung. Denn für seine Anhänger ist weder der Glaube an einen überweltlichen Gott, der den Kosmos in bestimmter Weise schuf und regiert, der in der Geschichte als Gesetzgeber auftrat und

einmalig irdische Gestalt annahm, vorgeschrieben, noch die Leugnung des Daseins eines persönlichen Weltenlenkers wie im Buddhismus. Vielmehr bleibt es dem Einzelnen überlassen, ob er Atheist, Pan-en-theist oder Theist ist, ob er Vishnu oder Shiva als Weltenlenker betrachtet usw. Ebenso wenig sind bestimmte Theorien über die Entstehung der Welt oder ihre materiellen und immateriellen Komponenten, über das Wesen der Seele und ihr Verhältnis zum Leibe usw. allgemein verbindlich." (Glasenapp 1967, S. 18).

Als eines der wenigen verbindlichen Dogmen kann die Überzeugung angesehen werden, dass die Welt seit jeher und für alle Zeit verbindlichen Regeln von Erneuerung und Zerstörung folgt und dass diesem Kreislauf auch die Götter selbst unterworfen sind, über deren Anzahl und Natur wiederum keine Einigkeit besteht. Zur großen inneren Toleranz des Hinduismus gegenüber Variationen seiner Lehre meint von Glasenapp: "Das entspräche etwa dem, wenn das Christentum nicht nur alle Lehren der katholischen Kirche bis 1500, sondern gleicherweise auch die großen Ketzer des Mittelalters, die Reformatoren und die Stifter aller Sekten als gleichberechtigte Exponenten der christlichen Heilswahrheiten bezeichnete." (Glasenapp 1967, S. 19).

Lehre:

Der Hinduismus als Religion des ewigen Weltgesetzes kennt keinen Himmel und keine Hölle für die Zeit nach dem irdischen Leben. Nur die Lehre von der fleischlichen Reinkarnation der Seelen bietet auch eine gewisse Form der Vergeltung der moralischen Aspekte des Lebens – durch die Wiedergeburt in höherer sozialer Stellung für die „Guten" und die Wiedergeburt als niedere Lebensform für die „Bösen". Das Kastenwesen und die damit verbundenen, äußerst starren sozialen Regeln des traditionellen Hinduismus sind untrennbar verbunden mit den geistigen Freiheiten dieser Religion. „Zum Ausgleich dafür gewährt der Hinduismus seinen Bekennern in allen Glaubensdingen eine so große Bewegungsfreiheit wie kein anderes metaphysisches System. Denn er verlangt von seinen Anhängern lediglich den Glauben an eine in der durch die nachwirkende Kraft der Verschuldung und des Verdienstes sich immer wieder regulierende sittliche Ordnung der Welt." (Glasenapp 1967, S. 26). Jedoch wird auch das infolge einer Anhäufung „guten" Karmas beste menschliche Dasein immer noch als „Strafe" und quälend empfunden. Erlösung bringt erst die Auflösung des Selbst durch die völlige Läuterung von Begierden und die Verhinderung jeden Karmas – das Erreichen des Samadhi, der Versenkung.

3.1.1 Yoga

Ein solch vielfältiges religiöses und spirituelles System wie der Hinduismus hat auch vielfältige Wege und Praktiken – und viele Varianten ein und der selben Praktik - entwickelt, um seinen Mitgliedern den Weg zu ihrem persönlichen Heil zu weisen und ihnen bei dessen Verfolgung behilflich zu sein.

Hintergrund:

Der Yoga ist ein Oberbegriff für die ursprünglich religiös motivierten Meditationstechniken Indiens, die zum Erreichen von Geistesruhe, Versenkung, und letztlich der Loslösung aus dem Kreislauf der Wiedergeburt und den Gesetzen des Karma genutzt wurden. Sie lassen sich bis etwa 2000 vor Christus zurückverfolgen, zu „... Genossenschaften von ‚Geweihten', die Vratya genannt wurden und die als heilige Sänger und Ritenmeister im Lande umherzogen ... In diesen heiligen Gemeinschaften ... erwuchs im Zusammenhang mit Gesang, Musik und Tanz eine Atemschulung, aus welcher der pranayama des Yoga sich entwickelte, wie auch andere im späteren Yoga wichtige Übungen. Die überlieferten ... Mantra und Litaneien wurden in hingebender Betrachtung gemurmelt (japa) und wurden so mit Notwendigkeit Gegenstand einer innigen Meditation (dhyana), das Hauptstück des Yogawegs." (J. W. Hauer, zitiert in Langen 1963, S. 53).

Die Suche nach der Versenkung wird notwendigerweise als ein Weg der Entsagung und Askese aufgefasst. Das Wort Yoga stammt aus der Sanskritwurzel yuj, dem Ausdruck für „Joch" (J. W. Hauer, zitiert in Langen 1963, S. 52). Entsprechend ist diese Praktik dazu gedacht, „die schweifenden Gedanken anzujochen", im Sinne einer Selbstzucht von Körper, Seele und Geist; sie versteht sich dabei ursprünglich nicht als bloßes Hilfsmittel, sondern als eine den ganzen Menschen und die Gesellschaft erfassende Lebensweise. Dazu schreibt Hauer: „Die Yogabewegung [vermochte] das ganze Leben Altindiens von innen her bildend zu durchdringen. Keine Sphäre konnte sich diesem bildenden Einfluss entziehen. Nicht nur Religion und sittliches Leben, auch Kunst und Dichtung, Liebe und Tanz, Naturbetrachtung und Naturgenuß, Wissenschaft und Politik stehen von da an unter dem Einfluss eines geheiligten Strebens nach Zucht und Innerlichkeit." (J. W. Hauer, zitiert in Langen 1963, S. 55)

Stufensystem:

Die zur Versenkung nötige Selbstzucht kann durch verschiedene Mittel erreicht werden, deren Unterschiede die einzelnen Yoga-Richtungen voneinander trennen. Sehr früh fand bereits eine Differenzierung in solche Schulen statt, die sich in Stil und Mitteln ihrer Meditation deutlich unterschieden. Die wichtigsten und bekanntesten dieser traditionellen Richtungen sind der Mantra-Yoga, dessen Kern das Murmeln heiliger Silben darstellt, der Hatha-Yoga („gewaltsamer, roher Yoga"), bei dem grobe körperliche Übungen das Geistige binden, der Jnana-Yoga, eine intellektuell-erkenntnisorientierte Strömung, der Bhakti-Yoga als „Weg der liebenden Hingabe", der Karma-Yoga, ein „dynamischer Yoga des Werkens", und der Ashtanga-Yoga („achtgliedriger Yoga"), der mit seinem ausdifferenzierten Stufenaufbau der Meditation den „Königs-Yoga" (Raja-Yoga) darstellt (Langen 1963, S. 58). Die Konzepte von Mantra und Karma haben auch im Westen einige Bekanntheit erlangt und Eingang in die Umgangssprache gefunden. Laut Duden etwa ist Karma „das die Form der Wiedergeburt bestimmende, durch ein früheres Handeln bedingte gegenwärtige Schicksal", Mantra eine „Magische Formel" (Duden online, 16.02.2010).

Nach Aurobindo, einem indischen Philosophen, Yogi und Entwickler des „Integralen Yoga", stellen sich die acht Stufen des Königs-Yoga folgendermaßen dar: Die erste Stufe verlangt „moralisch rechtes Verhalten" als Voraussetzung weiteren Fortschritts. Die zweite Stufe besteht aus Askese und Genügsamkeit. Die dritte Stufe lehrt Haltungen, die den Körper „in den Dienst des Geistes" stellen. Die vierte Stufe besteht aus Atemübungen („pranayama"). Die fünfte Stufe erfordert das „Abschalten" von Sinnesreizen. Die sechste Stufe fesselt die Aufmerksamkeit, z.B. auf ein Objekt der Umgebung. Die siebte Stufe steigert die sechste Stufe nochmals. Die achte Stufe schließlich ist die völlige Versenkung, Samadhi – „das Individualitätsbewusstsein erlischt" (Aurobindo, zitiert in Langen 1963, S. 59, vgl. auch Aurobindo 1999, S. 536-542).

Im Original des Yoga-Sutra von Patanjali – einem indischen Gelehrten, der die wichtigsten Schriften des Yoga verfasst hat - heißt es erläuternd: „Moral restraints, recommended behaviors, body posture, breath enrichment, sensual energy withdrawal, linking of the attention ... , effortless linkage of the attention ... , continuous effortless linkage of the attention ... , are the eight parts of the yoga system. ... Non-violence, realism, non-stealing, sexual non-expressiveness ... and non-possessiveness, are the moral restraints. ... Purification, contentment, austerity and profound religious meditation ... are the recommended behaviors." (Patanjali, übersetzt in Madhvacharya und Patanjali 2008, S. 27). Diese „empfohlenen Verhaltensweisen" können als prototypisch für praktisch alle meditativ-konzentrativen Techniken angesehen werden. Sowohl die moralischen Anforderungen wie auch die Körperhaltung, die Aufmerksamkeitssteuerung und die Empfehlungen für den Alltag (z.b. non-violence, non-possessiveness) gehören zu einem „Gesamtkonzept", wie es etwa im Zen-Buddhismus oder im säkularen Training von Mindfulness angewendet wird.

Effekte:

Als Mittel der Versenkung ist vor allem das Element des pranayama - das Eintreten der Atmung in den Dienst geistiger Sammlung – für den Yoga von Bedeutung. Die bewusste Kontrolle eines normalerweise automatisch ablaufenden körperlichen Geschehens findet sich als Kernelement in fast allen Meditationstechniken, ob nun religiös oder säkular begründet. Das Ziel der Versenkung, das samadhi, ist verschieden übersetzt worden. Langen zitiert hier „Enstase" (nach Eliade), „Einfaltung" (nach Hauer), „Trance" (nach Monnier-Williams), „meditative Absorption" (nach M. Müller), „superconsciousness" (nach S. Vivekananda) und „Ausgewogenheit" (nach Wood) (Langen 1963, S. 47). In den Hathayogapradipika, der wohl bekanntesten klassischen Yogaschrift aus dem 14. Jahrhundert, heißt es: „There is no doubt such a Yogi becomes free from all states, from all cares, and remains like one dead. ... He is not devoured by death, is not bound by his actions. The Yogi who is engaged in samadhi is overpowered by none. ... The Yogi, engaged in samadhi, feels neither smell, nor taste, color, touch nor sound, nor is conscious of his own self. ... He whose mind is neither sleeping, waking, remembering, destitute of memory, disappearing nor appearing, is liberated." (Yogi Svatmarama, übersetzt in Sinh 1914, S. 198f).
Elemente des Yoga können auch zur Erreichung anderer Effekte als der völligen Versenkung eingesetzt werden, z.B. der Kontrolle über körperliche Funktionen wie Puls, Schmerzempfinden, Verdauung. Diese Möglichkeiten lösten sich teilweise vom ursprünglichen religiösen Endziel „Erlösung" und wurden auch für weltliche Zwecke genutzt. Oft dienen solche Techniken nicht mehr dem persönlichen Heil oder der Unterweisung von Schülern, sondern nehmen den Charakter von öffentlichen

Vorführungen an. Die Person des „Fakirs" – ursprünglich ein Ausdruck für umherwandernde Lehrer des islamischen Sufismus – ist hierfür ein Beispiel.

Die erstaunliche Körperkontrolle indischer Asketen und bekannte, mehr publikumswirksame als lehrreiche Vorführungen wie das „Laufen über glühende Kohlen" oder das „Sitzen auf Nägeln" prägen heute das öffentliche Bild des Yoga mit. Die „magische" Variation führt nach Langen dazu, „dass der sich ursprünglich mehr als ‚Tiefenschau für die Ganzheit des Menschen' verstandene Yoga im Laufe der Zeit sich mehr und mehr zu einem psychotechnischen System entwickelte, in dem die hypnosigen wirkenden Übungen besonders ausgebaut wurden. Dieser psycho-technische Ausbau verstärkte die immer im Yoga liegende Gefahr, das Ziel, die letzte Stufe, den Samadhi, aus den Augen zu verlieren und sich von den Vorstufen ablenken zu lassen. Zwar kann der an sich kontinuierliche Hauptweg des Yoga trotzdem immer wieder beschritten werden. Der Gefahr, sich auf einen Seitenweg ablenken zu lassen, erliegen aber viele." (Langen 1963, S. 51).

Eine solche Psycho-Technik, die auf dem Yoga aufbaut, ist etwa die „Transzendentale Meditation". Sie sei erwähnt, um das Spektrum der vom Yoga inspirierten Methoden zu zeigen. Die von „Maharishi" („Großer Weiser") Mahesh Yogi in den sechziger Jahren des letzten Jahrhunderts aufgebaute TM-Organisation lehrt eine Meditationsform, welche neben allgemeinen Entspannungseffekten und „Bewusstseinserweiterungen" u.a. auch den sogenannten „Maharishi-Effekt" (eine ökologische und pazifistische „Beeinflussung" der Gesamtgesellschaft durch die Meditation der Organisationsmitglieder) und die Möglichkeit des „Yogischen Fliegens" (Levitation während der Meditation) beinhaltet (Dehn 2005). In den siebziger und achtziger Jahren entbrannte zwischen den Anhängern der TM und den Verfechtern z.B. des autogenen Trainings eine streitbare Debatte u.a. um die Vereinnahmung und finanzielle Ausbeutung der TM-Mitglieder (Langen 1979).

Mittlerweile findet sich unter der Bezeichnung „Yoga" eine unüberschaubare Vielfalt von Praktiken, von denen nur der kleinste Teil noch dem Erreichen des Samadhi dienen soll. Assimiliert in die westlichen Gesellschaften, fungiert der Yoga je nach Richtung als Wellness-, Lifestyle-, Sport- oder Therapietechnik und dient auch explizit säkularen Methoden als Vorbild. Besonderes Augenmerk wird im Folgenden auf die Parallelen zu Techniken der Selbsthypnose und des autogenen Trainings gelegt.

Das spezielle, nicht so leicht in eine „säkulare Form" zu bringende Proprium, die „Taste mehr auf dem Klavier" (Demling 2004, S. 43) des Hinduismus und damit des ursprünglichen Yoga, ist die Reinkarnationslehre. Sie bringt beim Gläubigen ein Verhältnis zum eigenen und fremden Leben und zur Körperlichkeit mit sich, das anders schwer zu „erzeugen" wäre. Die Vorstellung vom beständigen Kreislauf von Leben, Tod und Wiedergeburt kann einerseits Gelassenheit und Geduld im Umgang mit den Widrigkeiten des Lebens vermitteln, andererseits – durch die Koppelung der Art des neuen Körpers an das moralische „Vorleben" – auch Selbstverantwortung und Selbstforderung betonen. Welchen Einfluss jedoch dieses Proprium bei der Anwendung des religiös eingebetteten Yoga auf den Gläubigen hat, und ob sich daraus eine besondere Wirksamkeit oder Risiken (z.b. Neurotisierungspotential) im Vergleich zu etwa dem autogenen Training ergeben, ist bisher nicht untersucht. Sicher haben Techniken des Yoga auf den westlichen, „säkular" Übenden andere Wirkungen als auf den überzeugten Hindu. Man kann spekulieren, ob damit der eigentliche Inhalt des Yoga verloren geht.

„Muß nicht auch durch diese, an den indischen Raum gebundenen Eigenheiten eine Transplantation des Yoga in das Abendland ein Torso, ein Fragment entseelter körperlicher Übungen bleiben, bei dem der Versuch, einen geistigen Gehalt aufzubauen, in sektiererische Absonderlichkeiten ausarten muss? ... Das, was das Abendland davon übernehmen kann, ist die Transformierung der in dem gestuften Aufbau des Yogaweges vorhandenen psychophysischen Umschaltungsvorgänge auf unser naturwissenschaftliches Weltbild." (Langen 1963, S. 69).

3.1.2 Autogenes Training als Parallele zum Yoga

Neben den sich explizit auf den ursprünglichen, „religiösen" Yoga berufenden Techniken gibt es in den westlichen Ländern eine ganze Reihe von Versenkungsmethoden ohne historischen Religionsbezug. Als Beispiel hierfür mag das besonders im deutschen Sprachraum verbreitete und anerkannte autogene Training dienen. Es zeigt in Lehre und Technik viele Übereinstimmungen und Ähnlichkeiten mit anderen Verfahren. Schultz (s. unten) erwähnt hier explizit u.a. den Yoga, die progressive Relaxation nach Jacobson, Hypnoseverfahren europäischer und amerikanischer Autoren, Stilleübungen nach Dürckheim sowie diverse mystische, kontemplative und schamanische Verfahren aus dem Umfeld etwa der christlichen Religion (Exerzitientradition, Hesychasmus, Ignatius von Loyola u.a., vgl. Schultz 2003, S. XXIV). Der progressiven Relaxation nach Jacobson räumt er dabei eine Sonderstellung ein, denn: „Wir hatten schon mehrfach Gelegenheit, darauf hinzuweisen, dass unseres Wissens Jacobson der einzige Autor ist, der – bei voller gegenseitiger Unabhängigkeit – zu prinzipiellen und faktischen Feststellungen gelangte, die sich in vielen Punkten mit den unseren decken." (Schultz 2003, S. 360).

Viele der genannten Anleihen und Parallelen sind zwar erst im Zuge der jahrzehntelangen Entwicklung der Technik dazugekommen bzw. von Schultz im Sinne ihrer weltanschaulichen Einordnung beschrieben worden, jedoch stellt er bereits im Vorwort zur ersten Auflage von „Das autogene Training" fest: „Namentlich für die Verständigung mit gebildeten und kritischen Versuchspersonen sind die Verbindungen unserer Arbeit mit Suggestion, Hypnose, Yoga, Gymnastik und Pädagogik wesentlich. Die ganz allgemeine biopsychologische Natur des Vorgehens eröffnet eine solche Problemfülle ... bis hinauf zu Weltanschauungsfragen ..." (Schultz 2003). Schultz verwies also von Anfang an auf die spirituellen Bezüge, aus denen seine Arbeit Inspiration bezog bzw. die sie berührte.

Herkunft und Prinzip:

Johann Heinrich Schultz, Nervenarzt in Berlin (1884-1970), entwickelte das autogene Training auf Grundlage der Arbeiten des Hirnforschers Oskar Vogt (1870-1959). Zwischen 1915 und 1932 testete Schultz seine Technik der „konzentrativen Selbstentspannung" zunächst an kriegstraumatisierten Soldaten im Lazarett und später an interessierten Kollegen und Patienten. Ziel war es dabei immer, dem Probanden das Werkzeug zur Hypnose selbst an die Hand zu geben und damit seine Selbstkontrolle zu stärken (vgl. die „Selbstzucht", das „Anjochen der Gedanken" im Yoga). Weitere, von Schultz selbst nicht erwähnte (europäische) Vorläufer der Methode sind die Arbeiten u.a. von Abbé Faria und James Braid (Kossak 2004, S. 18ff, Langen 1968), dem Begründer der wissenschaftlich-experimentellen Hypnoseforschung (Kossak 2004, S. 20). Die Technik Émile Coués wird dagegen erwähnt als Möglichkeit für „Wortrauschfähige" (Schultz 2003, S. 345).

Das autogene Training (AT) kann zur Kontrolle vegetativer Körperfunktionen, zur Stressreduktion, zur Bekämpfung von Angst, Neurosen und psychosomatischen Erkrankungen u.a. eingesetzt werden. „Das Prinzip der Methode ist darin gegeben, durch bestimmte physiologisch-rationale Übungen eine Umschaltung der Versuchsperson herbeizuführen, die in Analogie zu den älteren fremdhypnotischen Feststellungen alle Leistungen erlaubt, die den echten suggestiven Zuständen eigentümlich sind." (Schultz 2003, S. 1). Die im letzten Abschnitt erwähnten „psychophysischen Umschaltungsvorgänge" des Yoga lassen sich also auch beim AT finden.

Fremdsuggestion vs. Selbstsuggestion:

Bezüglich der Ähnlichkeiten zwischen dem AT und dem ursprünglich religiös motivierten Yoga gilt folgendes: Die in den verschiedenen Traditionslinien des Yoga gelehrten, hierarchisch aufgebauten Versenkungsmethoden sind weit mehr als nur Anleitungen zur „Entleerung", auch wenn dies letztlich das Ziel ist. Die detaillierten Weisungen zu Haltung, Tun und Denken des Übenden sowie ein klassischerweise sehr intensives Lehrer-Schüler-Verhältnis führen zur Verinnerlichung von (selbst)hypnotisch zu nennenden Reaktionsmustern. Nach D. Langen gilt: „Die intensive Abhängigkeit des Yogin von einem Guru ... beweist das Vorhandensein permanenter, starker, von außen kommender Einflüsse. Der stufenweise Aufbau des Yoga mit seinem Wechsel von erzieherischen, körperlichen und geistigen Übungen zeigt vor allem, dass hier psychophysische Umschaltungsvorgänge im Zuge eines mehrjährigen Übungsvorganges eingeschliffen werden, bis sie schließlich als bedingte Reflexe funktionieren." (Langen 1963, S. 66f). Diese Einübung suggestiver Akte bis hin zur Annahme des Charakters „willentlich auslösbarer Reflexe" ist auch das, was das AT bewirken will – mit dem wichtigen Unterschied der Selbst- statt Fremdsuggestion. Der Übende erwirbt sich damit bewusste Kontrolle über eigentlich unbewusste Vorgänge seines Inneren. Ob er diese Kontrolle nun im religiösen Kontext (Yoga) oder zur Verbesserung seiner Lebensführung (AT) einsetzt, bleibt ihm überlassen.

Sowohl der Yoga als auch das AT werden meist in einer Gruppe gelehrt und praktiziert, unter Anleitung eines erfahrenen Trainers – sollen jedoch vom Fortgeschrittenen auch regelmäßig alleine geübt werden. „Wie alle psychologischen Lernverläufe wird auch das autogene Training durch Gruppenarbeit häufig gefördert" (Schultz 2003, S. 19). Beide betrachten sich als Hilfestellung, mit der der Praktizierende seine persönlichen Ziele besser verfolgen kann. Beide kennen ein hierarchisches Stufenschema – ein auch didaktisch sinnvolles Element. „Die Befreiung der Seele von den Banden der Materie und des Denkens geht nach indischer Tradition, wie auch der Heilsweg in anderen religiösen Entwicklungen, stufenweise vor sich, der Yoga kennt dabei eine bestimmte, in manchen Traditionen übersystematisierte Reihe von Schritten zur Erlösung, die durch Übung zu erreichen sind." (Schultz 2003, S. 351). Auch das AT kennt eine solche systematische Abfolge von Schritten.

Körperhaltung:

Sowohl der Yoga als auch das AT können in verschiedenen „klassischen" Körperhaltungen praktiziert werden. Nach Rösel lassen sich diese Haltungen im Yoga unterteilen in „1. solche, die eine möglichst bequeme Haltung angeben, 2. die hypnosigener Art sind, und 3. Übungen, die therapeutischen Wert haben" (Rösel, zitiert in Langen 1963, S. 40). Diese Systematik kann man im Prinzip auch im AT anwenden, allerdings finden sich bei derselben Haltung naturgemäß immer Elemente aller drei Unterteilungen in fließendem Übergang.

J. H. Schultz führt im Sinne von Punkt 1 folgende bequeme Grundpositionen an: Die passive, sitzende Haltung (etwa in einem guten Ohrensessel), die Droschkenkutscherhaltung und die liegende Haltung. Für jede einzelne davon hat er detaillierte Vorstellungen, in welchen Kontraktionsbereichen sich die einzelnen Muskelgruppen bzw. in welchen Stellungen sich die Gelenke befinden sollen, welche Kleidung zu tragen ist, wie die Umgebung beschaffen sein soll usw. (vgl. Schultz 2003, S. 16 ff). Auch im Yoga existieren entsprechende detaillierte Vorschriften. Die möglichen Haltungen sind aber in den vielen Schulen zu zahlreich, um sie hier aufzuführen. Am bekanntesten ist wohl der Lotussitz, der je nach Auffassung noch als bequem bzw. eher als hypnosigen gilt (vgl. Langen 1963, S. 40). Die Ähnlichkeiten der Haltungsvorschriften zwischen Yoga und AT beschreibt Schultz an einem eigenen Beispiel: „Am nächsten der Liegeübungshaltung im autogenen Training steht die S'avasana, die R. Schmidt so kennzeichnet: ‚Das Ruhen auf dem Erdboden mit nach oben gerichtetem Antlitz, wie ein Leichnam, ist die Totenpositur. Sie benimmt die Ermüdung und bewirkt Ausruhen des Geistes.'" (Schultz 2003, S. 352). Die detaillierte Beschreibung der Totenpositur – eine Anleitung zur „aktiven Relaxation" der Muskulatur bis weit unter den Ruhetonus – ähnelt nebenbei stark sowohl den Schwereübungen des AT als auch der Relaxationstechnik nach Jacobson. Bezüglich der „Standardhaltung" in den jeweiligen Techniken lässt sich keine verbindliche Aussage machen. Nicht nur in Abhängigkeit vom jeweiligen Ziel der Sitzung, sondern auch in Abhängigkeit vom Kulturkreis des Übenden finden sich Unterschiede: „Der Sitzübungshaltung im autogenen Training entsprechen unter den Asanas diejenigen, die *dem Inder* [sic] bequemes Sitzen zur Meditation mit sich bringen. Der Europäer wird für autogene Arbeit i.A. mit der „im Skelett hängenden" Droschkenkutscherhaltung am besten fahren; haltende Steifung im Kreuz … entspricht zwar der indischen Tradition, fordert aber gymnastische Durcharbeitung." (Schultz 2003, S. 354). So mag für den Inder beispielsweise der Lotussitz die bequeme Entsprechung der Droschkenkutscherhaltung sein. Für das „Wirkprinzip" ist dies auch nicht entscheidend. In den Hatha Yoga Pradipika, einem klassischen Sanskritext über den körperbetonten Hathayoga, heißt es dazu: „If the position be not comfortable, the slightest inconvenience will draw the mind away from the lakṣya (aim), and so no peace of mind will be possible till the posture has ceased to cause pain by regular exercise." (Yogi Svatmarama, übersetzt in Sinh 1914, S. 12). Das Yogasutra von Patanjali betont nur: "The posture should be steady and comfortable." (Patanjali, übersetzt in Madhvacharya und Patanjali 2008, S. 30).

Indikationen:

Das Indikationenspektrum für das AT ist sehr breit, da es auf pathologische Kognitionen zunächst keine Rücksicht nimmt und sich stattdessen deren vegetativ-affektiven Folgen widmet. Die „affektive Entgleisung" als gemeinsame Endstrecke psychopathologischer Prozesse wird hier zum Ausgangspunkt der Therapie. Dies ist das vielleicht wichtigste

Unterscheidungsmerkmal des AT und anderer primär nicht-einsichtsorientierter Verfahren im Vergleich etwa zu tiefenpsychologischen Ansätzen: „Was alle diese Methoden auf dem Weg logischer Überzeugung ... erreichen, vermag das autogene Training durch die spezifische Sicherung der ‚affektiven Resonanzdämpfung' zu geben." (Schultz 2003, S. 368). Diese Betonung des Körperlichen bei der Behandlung der Psyche ist auch mit dem Ausdruck der „psychischen Orthopädie" von Dubois treffend gekennzeichnet (Dubois 1905, S. iv).

Wie bereits angedeutet, findet sich im AT eine hierarchische Systematik, mit einer Untergliederung der Therapie in Unter- und Oberstufe (evtl. zusätzlich mit einer Mittelstufe). Diese sind in Anspruch und Wertigkeit verschieden: „Trennt man in Analogie zu der klinischen Gruppierung auf chirurgischem Gebiete eine ‚kleine' und eine ‚große' Psychotherapie, wie ich es 1919 anregte, so gehört im allgemeinen die Unterstufe unseres Trainings der ‚kleinen', die Oberstufe der ‚großen' Psychotherapie an." (Schultz 2003, S. 367). Dabei entspricht die Unterstufe dem oben genannten „vegetativen", symptomorientierten Ansatz, während die Oberstufe auch in das Unbewusste vordringen will und damit auch in Verbindung zu den tiefenpsychologischen Ansätzen steht.

Nach einer Übungsphase unter Anleitung wird empfohlen, das AT regelmäßig, d.h. täglich etwa zwei- bis dreimal allein auszuführen. Besonders günstig sind dabei nach Schultz die Zeiten nach dem Aufstehen und vor dem Zubettgehen, also die natürlichen Wechsel im Tagesrhythmus (vgl. Schultz 2003, S. 49). Die Einübung der Inhalte wird erst durch den Ablauf nach einem festen Ritual ermöglicht. Typischerweise umfasst dieses Ritual das Einnehmen der vorgeschriebenen Haltung, den Augenschluss (also die Wendung nach innen, die Abkehr von der äußeren Sinneswelt), die so genannte „Ruhetönung" (etwa durch mantrahafte Wiederholung „Ich bin ruhig") zur Annahme der richtigen „Geisteshaltung", sowie schließlich das eigentliche Programm der autogenen Grundstufe. Ähnlich wie bei dem von religiösen Menschen zu diesen Zeiten praktizierten Gebet fördert das tägliche AT die Entspannung, den Abstand vom Erlebten bzw. die mentale/spirituelle Vorbereitung auf den Tag.

Die Grundstufe:

Die Grundstufe des autogenen Trainings besteht in der Regel (neben den erwähnten vorbereitenden Schritten) aus sechs Komponenten: 1) Das Erleben der Schwere (eines Körperteils), 2) das Erleben der Wärme, 3) die Regulierung des Herzschlags, 4) die

Regulierung der Atmung, 5) die Erwärmung des Bauches („Sonnengeflechts"), 6) die Kühlung der Stirn. Dies wird durch Sätze und Vorstellungen wie „beide Arme sind ganz warm" erreicht, die zur besseren Konditionierung immer im gleichen Wortlaut angewendet werden.

Die Auslösung dieser Effekte wird als äußerst nachhaltig aufgefasst. Deshalb ist es erforderlich, jede der genannten Suggestionen genauso bewusst „zurückzunehmen" wie sie herbeigeführt wurde. Durch das Prinzip, den Weg der Umschaltung genauso bewusst „zurück- wie hinzugehen", wird außerdem für den Übenden die Besonderheit des veränderten Zustands deutlich und dieser wird abgegrenzt, was wiederum den Lernfortschritt verbessert. „Ebenso wie die Körperhaltung, Einstellung und innere Hingegebenheit an den Versuch und seine formelhafte Vergegenwärtigung unerläßliche Vorbedingungen für später gute Fortschritte sind, muß in den ersten Übungsmonaten sorgfältigst darüber gewacht werden, daß die zurücknehmende Aktion genau und gewissenhaft in jedem Falle durchgeführt wird." (Schultz 2003, S. 48).

Durch dieses strukturierte Durchexerzieren in beide Richtungen werden die auch aus dem Yoga bekannten Umschaltvorgänge besser „eingeschliffen" (Langen 1963, S. 67) - die Ähnlichkeit zu den körperlichen, suggestiven ersten Stufen der hinduistischen Meditation ist deutlich. In beiden Fällen ist das Ziel der Übungen, dem erfahrenen Anwender die schnelle, „reflexhafte" Einstellung des gewünschten physischen und psychischen Zustands zu ermöglichen. Dies ist Bedingung für das Erlernen der höheren Stufen: „Die Versuchspersonen müssen in der Lage sein, durch einen kürzesten Akt innerer Konzentration schlagartig die spezifische Umschaltung zu vollziehen" (Schultz 2003, S. 228).

Höhere Stufen:

Sowohl der Yoga als auch das AT schreiten von körperbezogenen Übungen und selbstsuggestiven, formelhaften „Mantras" hin zu geistig-imaginativen Aufgaben. Erst hier unterscheiden sie sich, jedoch eher im Inhalt als in der Form. Während im klassischen Yoga die letzten Stufen zur Erlangung des religiös erwünschten Samadhi („Versenkung"; der Erleuchtungsbegriff des Yoga) führen sollen, kann die Oberstufe des AT zur Erzeugung von Klarträumen, der Schau abstrakter Werte, seiner Selbst etc. herangezogen werden.

„Auch hier sehen wir die deutlichsten Parallelen mit den Oberstufenphänomenen unseres Trainings, wie eine kurze Vergleichung oft bis in die Einzelheiten zeigt, nur dass in unserer Arbeit nicht die Bilder und Erlebnisse bestimmter konfessioneller Welten, sondern der Ichtiefen sich auftun" (Schultz 2003, S. 356). Formale Kriterien weisen auf die Ähnlichkeit auch des yogischen Samadhi mit hypnotischen Zuständen wie im AT hin. Zu nennen sind etwa die in beiden Zuständen vorhandene Einengung und Konzentration des Bewusstseins, partielle Überwachheit bei gleichzeitiger „Bewusst-losigkeit", Veränderungen der Körperwahrnehmung und eine weitgehende Amnesie (Langen 1963, S. 47-50).

Über die Mittel- und Oberstufe des autogenen Trainings kursieren sehr viele Anleitungen, und es gibt hier Konzepte nicht nur vom „Vater" der Methode. Bekannte Autoren, die das AT verbreitet und erweitert haben, sind u.a. Klaus Thomas, Wolfgang Luthe und Heinrich Wallnöfer, für das Laienpublikum z.B. Gisela Eberlein. Die (von Schultz nicht beschriebene) Mittelstufe enthält Elemente, die den Übergang in die imaginative Oberstufe vorbereiten. Eine verbreitete Methode hierzu ist etwa die formelhafte Vorsatzbildung, die Wiederholung einfacher, autosuggestiver Sätze. Dies kann z.B. mit dem bekannten Ausspruch Émile Coués geschehen: „Es geht mir mit jedem Tag in jeder Hinsicht immer besser und besser!" („Tous les jours à tous points de vue je vais de mieux en mieux!"). Auch kürzere Formeln wie „Ich bin ruhig" – in ständiger Wiederholung - sind denkbar („Wortrauschmethode", auch in der jüdischen Kabbalah zu finden, vgl. Langen 1968).

Allerdings sind diese sprachlichen Hilfsmittel nicht der Endpunkt des AT. „Ein isoliertes Einstellen ‚ich bin ganz ruhig' liegt außerhalb des autogenen Trainings und würde einen Rückfall in den *Coué*ismus, das ‚Selbsteinreden' (Autopersuasion), bedeuten." (Schultz 2003, S. 25). Auch handwerklich-gestaltende Tätigkeiten werden gelegentlich zur Mittelstufe gerechnet, da man mit ihnen bereits zu Erkenntnissen über unbewusste Persönlichkeitsinhalte gelangen kann. Darunter fallen z.B. Zeichnen und Bastelarbeiten.

Details der Oberstufe:

Die Oberstufe des AT wurde von Schultz selbst tiefenpsychologisch weitgehend ausgearbeitet. Letzten Endes wird der Übende in die Lage versetzt, sozusagen sein eigener Psychoanalytiker zu sein. Dabei werden notwendigerweise intimste, unbewusste und verdrängte Zusammenhänge betrachtet – auch spiritueller und religiöser Natur. Im

Folgenden wird deshalb besonderes Augenmerk auf die Herangehensweise des AT an solche spirituellen Themen gelegt. „Verständlicherweise bedeutet die hier geschilderte Arbeit ein Umgehen mit außerordentlich subtilen, empfindlichen und oft tief aufrührenden Dingen. Die Versuchspersonen werden zu einer Tiefenauseinandersetzung geführt, in deren Verlauf ... katastrophale Durchbrüche aus der Tiefe erfolgen können. ... die Oberstufenführung unseres Trainings [berührt sich] mit einer Reihe Bestrebungen sehr ernsthafter Art auf anderer, besonders religiöser Grundlage" (Schultz 2003, S. 246f). Dies hat zur Bedingung, dass das Fortgeschrittenentraining in verkleinerter Gruppe durchgeführt wird, und stellt erhöhte Anforderungen an die psychologische Kompetenz des Übungsleiters.

Die Oberstufe umfasst eine Vielzahl von Methoden und beobachtbaren Effekten, darunter längere Sitzungsdauer, forcierte Konvergenzbewegungen der Augen, das „Sehen der Eigenfarbe", allegorisch-symbolische Wahrnehmungen (z.b. Bildnisse des „Glücks", der „Gerechtigkeit" usw.), das Einstellen des „Eigengefühls", Darstellung von Personen oder Einnahme ihres Standpunkts (mit Analyse und Affektbeobachtung), das Stellen von paradoxen, extremen oder formelhaften Fragen an sich bzw. das Unterbewusstsein (z.B. „was ist mehr, Glück oder Recht?" - vgl. Koans im Zen, s.d.), sowie die Analyse von Werten und Komplexen (vgl. Schultz 2003. S. 228-261).

Die Versuchspersonen, deren Erlebnisberichte Schultz zur Illustration der einzelnen Komponenten aufführt, berichten dabei auffallend häufig über religiös gefärbte Wahrnehmungen und Inhalte. Dies betrifft auch und gerade Personen, die in ihrem wachen Selbstverständnis unreligiös oder sogar religionsfeindlich eingestellt sind, „so wenn z.b. ein ausgesprochen mechanistisch-atheistisch eingestellter Naturwissenschaftler im Beginn des Versuches plötzlich fast leibhaftig deutlich den Choral singen hört: ‚Bis hierher hat mich Gott gebracht'" (Schultz 2003, S. 239). Für andere Praktizierende scheint die Integration transzendenter Inhalte in die „weltliche Technik" des AT kein Problem zu sein: „Wenn es wohl lediglich ein Gebilde unserer Vorstellungen sein mag, so habe ich doch ab und zu aus *Gnade* [sic] einer höheren Macht im Zustand der Versenkung Empfindungen und Erlebnisse gehabt" (Schultz 2003, S. 261). Eine intellektuell hochbegabte Patientin berichtet: „Es fragt sich nur, ob man mit der Technik allein ohne die ideologisch und zielmäßig festgelegte Bildung der Religio das mit sich erreichen kann, was nottut ..." (Schultz 2003, S. 257).

Das Aufscheinen einer religiösen Thematik in der Oberstufe des AT ist verständlich, wenn man bedenkt, dass viele unbewusste oder verdrängte existentielle Ängste und

Fragen spirituellen Charakter haben. Diese zu erkennen ist deshalb auch ein wichtiger Aspekt der Oberstufe. Allerdings möchte der Schöpfer der Methode nicht mit pseudoreligiösen Psychotechniken o.ä. identifiziert werden. Das AT soll kein „Religionsersatz fragwürdiger Art, mit billig von der Stange gekaufter ‚Mystik', mit dem unerfreulichen Treiben von allerlei Sonderlingsgemeinschaften, Cerclen usw." (Schultz 2003, S. 247) sein.

Autogene Meditation:

Das von Schultz selbst nur zurückhaltend beschriebene Potential des AT zur religiösen bzw. spirituellen Kontemplation wurde in neuerer Zeit von anderen Autoren aufgegriffen und zum Kern einer neuen „Technik" erhoben. Helmut Brenner etwa beschreibt eine „Autogene Meditation", in der die ursprünglich tiefenpsychologische Oberstufe des AT zu einer „transpersonal orientierten Oberstufe" (Brenner 1999, S. 67) wird. Der Grund für diese Umdeutung bzw. Erweiterung liegt für Brenner in einem „Mangel an Konsequenz" des AT: „Für die Oberstufe wählte er [Schultz] die ihm geläufige Psychoanalyse als Erklärungsmodell ... In seinem vermeintlich neutralen System benutzte er Techniken der Schweigemeditation, die im Osten wie im Westen mit transzendentalem Hintergrund vonstatten geht. Diese und andere Einverleibungen meditativer Techniken führen zu Unvereinbarkeiten mit dem von ihm gewählten begrenzten Erklärungsmodell ... Die konsequent erweiterte autogene Oberstufe sprengt die Fesseln der psychoanalytischen Einengung und erscheint neu geboren als offene autogene Meditation ... Die einzige Bedingung ist die Offenheit für eine transzendentale Dimension" (Brenner 1999, S. 53f).

Die Nutzung z.B. fernöstlicher, meist religiös geprägter Mediationstechniken im Rahmen weltlicher oder sogar christlich umgedeuteter Kontemplation bezeichnet Brenner als eine „Übernahmeakrobatik" (Brenner 1999, S. 45), durch welche sinnvolle Kernelemente wie die „hinwendungsvolle Vereinigung des Körperlichen mit dem Geistigen und dem Seelischen" (Brenner 1999, S. 45) in anderer Umgebung neu aufleben. Für die Autogene Meditation beschreibt er als Inspirationen und Vorbilder u.a. die Mandala- und Bildmeditation aus dem Tantrismus, die Mantra- und Formelmeditation aus dem Hinduismus, die Zen-Meditation, die christliche kontemplative Meditation und den Yoga. Dabei nutzt er auch die spezifischen Modelle dieser Vorbilder, wie etwa die Konzepte von „grob- und feinstofflichem Körper", von „Meridianen" bzw. Energiebahnen, und von

„Chakren" bzw. Energiezentren (Brenner 1999, S. 38-49), welche „der westlichen Wissenschaft ... noch weitgehend unbekannt" (Brenner 1999, S. 47) seien.

Als Grundlage der Autogenen Meditation werden außerdem Ganzheitlichkeit, „Holismus" und „Emergenz" (nach K. Wilber) angegeben: „Die einheitliche Weltsicht der transpersonalen Psychologie von Ken Wilber macht sich die erweiterte Oberstufe des autogenen Trainings zu eigen. ... Raum und Zeit sind keine begrenzenden Dimensionen mehr. Die Meditierenden leben in einem Raum-Zeit-Kontinuum." (Brenner 1999, S. 58).

Außer solchen und anderen – eher „glaubensbasierten" – Inhalten betont Brenner jedoch auch die Wichtigkeit des ursprünglichen autogenen Trainings mit seinen fundierten suggestiven und „selbsthilflichen" Komponenten; in Anlehnung an Schultz' eigene Arbeiten gehören zur autogenen Meditation die Farbmeditation, Formmeditation, Klangmeditation, Begriffsmeditation und Personenmeditation. Wie auch Schultz, der sich von „Cerclen" und „Sonderlingen" (s.o.) abgrenzt, betont Brenner: „Die Texte richten sich weder an Sektenanhänger noch an andere Sektierer. Alle Erläuterungen und Übungen haben ihre Basis im konkreten Alltag. Nach den einzelnen Ausflügen in metaphysische Bereiche findet jeweils eine Rückführung in die Alltagswirklichkeit statt." (Brenner 1999, S. 9).

Einordnung des AT:

Will man das Autogene Training weltanschaulich beurteilen, so findet man in der suggestiven Komponente zunächst ein sehr „unaufgeklärtes" Element. Hypnotische Methoden erfordern nicht Erkenntnis, sondern Imagination und Konditionierung. Sie haben zunächst keinen Effekt auf pathologische Mechanismen des Unterbewusstseins (s. Aussagen Sigmund Freuds im Folgenden), und in der frühen psychoanalytischen Rhetorik leben auch Glaube und Kirche nur von Suggestionen und unhinterfragten Annahmen. Dagegen wird der Tiefenpsychologie generell „tieferer" Erkenntnisgewinn zugeschrieben.
Durch die Ergänzung einer primär suggestiven Technik um tiefenpsychologische Elemente vereint Schultz also zwei eigentlich extrem gegensätzliche Ansätze. Sigmund Freud hat diesen Gegensatz folgendermaßen ausgedrückt: „In Wahrheit besteht zwischen der suggestiven Technik und der analytischen der größtmögliche Gegensatz, jener Gegensatz, den der große Leonardo da Vinci für die Künste in die Formeln *per via di porre* und *per via di levare* gefaßt hat. Die Malerei, sagt Leonardo, arbeitet *per via di*

porre; sie setzt nämlich Farbenhäufchen hin, wo sie früher nicht waren, auf die nichtfarbige Leinwand; die Skulptur dagegen geht per via di levare vor, sie nimmt nämlich vom Stein so viel weg, als die Oberfläche der in ihm enthaltenen Statue noch bedeckt. Ganz ähnlich ... sucht die Suggestivtechnik *per via di porre* zu wirken, sie kümmert sich nicht um Herkunft, Kraft und Bedeutung der Krankheitssymptome, sondern legt etwas auf, die Suggestion nämlich, wovon sie erwartet, daß es stark genug sein wird, die pathogene Idee an der Äußerung zu hindern." (Freud 1905 b).

Diese Beurteilung der Suggestion als ein „Arbeiten gegen sich selbst" findet sich bei Schultz und Oskar Vogt nicht. Der Grund für diese unterschiedlichen Sichtweisen dürfte darin liegen, dass Freud von Suggestionen ausgeht, die in direktem Widerstreit mit pathologischen Bestrebungen stehen und demzufolge auf lange Sicht unwirksam sind. Vogt dagegen nutzte die Hypnose zur Erzeugung von Entspannung – der Proband kann dadurch „insbesondere in irgendwelchen physisch oder psychisch kritischen Zeiten durch Einschaltung einer autohypnotischen Phase verhindern, daß vorher laufende Erregungen bis zu einem wirksamen schädlichen Grade steigen. So wird die Autohypnose ein Mittel zur Darstellung ‚prophylaktischer Ruhepausen'..." (Schultz 2003, S. 2). Hier steht die Suggestion also im Einklang mit dem Unbewussten.

Freuds Misstrauen gegenüber suggestiven Techniken beschränkt sich nicht allein auf deren Wirksamkeit, sondern entfacht sich auch am „verschleiernden Charakter" der Hypnose: „Außerdem mache ich dieser Technik den Vorwurf, daß sie uns die Einsicht in das psychische Kräftespiel verhüllt, z. B. uns den Widerstand nicht erkennen läßt, mit dem die Kranken an ihrer Krankheit festhalten, mit dem sie sich also auch gegen die Genesung sträuben und der doch allein das Verständnis ihres Benehmens im Leben ermöglicht." (Freud 1905b). Konträr hierzu konnte jedoch bereits Oskar Vogt bei seinen Versuchen zur Hypnose „insbesondere auch die erhöhte Fähigkeit seiner Versuchspersonen zu aufklärender psychologischer Selbstbeobachtung" (Schultz 2003, S. 1) feststellen. Dies mag mit der Achtsamkeit und dem verbessertem Selbstverständnis zusammenhängen, welche man durch das Training einer autosuggestiven Technik erwirbt - im Gegensatz zu den fremdhypnotischen Techniken, von denen Freud ausgeht.

Schultz selbst hat sich – anders als Freud – im Konflikt zwischen Psychoanalyse und anderen Methoden der Parteinahme enthalten. „Verunglimpfung ‚der' Psychoanalyse als ‚antireligiös' durch voreingenommene Hypnotherapeuten lehnen wir ebenso scharf ab, wie die Geringschätzung aktiv-klinischer, organismischer Methoden, als seien sie ‚nur zudeckend' ... durch kenntnislose und dünkelhafte Analytiker" (Schultz 2003, S. 367). Dies deckt sich mit dem ganzheitlichen Anspruch, den Schultz mit dem AT verfolgt hat.

Bekanntheit und Studienlage:

Das autogene Training stellt eines der am besten etablierten psychotherapeutischen Verfahren dar. Diese Bekanntheit schlägt sich auch in der populären Berichterstattung nieder. So wurde es etwa 2005 von der Stiftung Warentest untersucht und erhielt das Prädikat „wissenschaftlich plausibel". Durch regelmäßiges Üben werde „ein Rückkopplungsmechanismus geschaffen", der eine Einflussnahme auf „unwillkürliche[r] Prozesse" ermögliche (Stiftung Warentest 2005).

In einer Metaanalyse von Wirksamkeitsuntersuchungen kommen Grawe et al. zu dem Ergebnis: „Die Auswirkungen des AT auf die jeweils behandelte Symptomatik erwiesen sich im Vergleich zu anderen Entspannungsverfahren als überraschend gering. Nur in fünf von elf Behandlungsbedingungen wurde eine bedeutsame Verbesserung der jeweiligen Symptomatik festgestellt. ... Die im Prä-Post-Vergleich zunächst noch in gut der Hälfte der Untersuchungen beobachteten Verbesserungen der allgemeinen Befindlichkeit erwiesen sich im Kontrollgruppenvergleich ganz überwiegend als unspezifische ... Verbesserungen." (Grawe et al. 2001, S. 613f). Demzufolge besteht zwar eine gewisse Wirksamkeit, doch gerade in Anbetracht der hohen Komplexität des Verfahrens z.B. im Vergleich zur Progressiven Muskelentspannung nach Jacobson hat die Anwendung evtl. keine Vorteile.

Berichte wie etwa in „Stiftung Warentest" sind aber zumindest ein Indikator für die öffentliche Bekanntheit des AT. Verbreitung hat die Methode seit etwa den 1980er Jahren nicht nur in Deutschland gefunden. Große Gesellschaften für autogenes Training finden sich etwa in England, Spanien und den USA. Durch die Arbeiten von Luthe konnte das AT auch im nordamerikanischen Raum Fuß fassen (Greene 1999).

Methodische Analogien:

Das autogene Training hat Beziehungen nicht nur zu fernöstlichem Yoga und westlicher Hypnose, sondern auch zu den neueren Methoden von Biofeedback und Progressiver Muskelentspannung nach Jacobson (zu denen es in direkter Konkurrenz steht, vgl. Grawe et al. 2001, S. 614 ff), der Katathym-imaginativen Psychotherapie nach Leuner, der

Hypnotherapie nach Erickson und anderen. Dies weist darauf hin, dass die Elemente der vegetativen Umschaltung, Introspektion, Selbstsuggestion, Formelarbeit und Aufmerksamkeitssteuerung „funktionierende Prinzipien" darstellen, die sich oft unabhängig voneinander entwickelt oder fruchtbar aufeinander eingewirkt haben.

Die am frühesten nachweisbaren Beispiele solcher Verfahren stammen aus dem Umfeld der Religion - im Falle des Yoga aus dem Hinduismus. Die im AT vorhandene Nutzung verbaler Formeln bzw. von Mantras findet sich in noch breiterem Umfeld, etwa in der psychologischen Technik der Affirmation, im Namensgebet z.B. der orthodoxen Kirche oder im Konzept der selbst erfüllenden Prophezeiung von Émile Coué, dessen Methode auf eine „geradezu magische Kraft des Wortes" (Langen 1968) baut.

3.2 Buddhismus

Der Buddhismus wurde um etwa 500 vor Christus von dem nordindischen Adelsspross Siddhartha Gautama auf dem spirituellen Boden des Hinduismus begründet. Er ist heute mit weltweit etwa 350 Millionen Anhängern die viertgrößte Religion der Erde – allerdings wohl nur, soweit man den chinesischen Volksglauben (ca. 400 Millionen) in Konfuzianismus, Taoismus und Chinesischen Buddhismus differenziert und ihn deshalb nicht dem Buddhismus gegenüberstellt (Hunter 2010b). Die aktuelle Beurteilung von Glaubensgemeinschaften auf dem Gebiet der Volksrepublik China, deren Regierung einen religionsfernen Kurs verfolgt, ist verständlicherweise schwierig. Es mangelt an offiziellen Daten von Regierungsseite wie an Selbstauskünften der Gruppen.

Der Religionsgründer:

Siddhartha (sanskrit; „der sein Ziel erreicht hat") aus der Familie Gotama wurde der Legende nach ohne Zutun seines nominellen Vaters gezeugt. Die keusche Mutter berichtete, „daß ein weißer Elefant in ihre Seite eingegangen sei" (Glasenapp 1967, S. 70), und erst nach zehnmonatiger Schwangerschaft kam das Kind zur Welt. Die hier geschehene, moralisch wegweisende Verklärung eines Religionsstifters durch „unbefleckte Empfängnis" ist eine interessante Analogie zur christlichen Überlieferung. Das makellose Leben des Jesus Christus kündigt sich ebenfalls bereits durch seine makellose Herkunft an.

Siddharta allerdings war zunächst wohl nur ein wohlhabender Lebemann, Sohn des Herrschers eines kleinen Staates an der Grenze zwischen dem heutigen Indien und Nepal. Ein überlieferter Text lässt ihn über sich selbst sagen: „Ich war verwöhnt, sehr verwöhnt. Ich salbte mich nur mit Benares-Sandel und kleidete mich mit Benares-Tuch. Bei Tag und bei Nacht wurde ein weißer Sonnenschirm über mich gehalten. Ich hatte einen Palast für den Winter, einen für den Sommer und einen für die Regenzeit. In den vier Monaten der Regenzeit verließ ich den Palast überhaupt nicht und war von weiblichen Musikanten umgeben" (Glasenapp 1967, S. 71). Dennoch war er nicht zufrieden; die Begegnung mit Alter, Krankheit und Tod machte ihm die Vergänglichkeit seiner Genüsse bewusst und ließ ihn nach dauerhaften Wahrheiten suchen.

Er gab seine Position bei Hof und seinen Wohlstand auf und schloss sich verschiedenen Yoga-Meistern an. Seinem Körper gönnte er lange Zeit kaum noch Nahrung. Doch auch dieses Leben befriedigte ihn nicht. Enttäuscht von der strengen yogischen Askese entwickelte der sinnsuchende Siddhartha nach sieben Jahren der Wanderschaft eine eigene Lehre und wurde damit zum ersten „Buddha" (sanskrit: „Der Erlöste"). Von Glasenapp schreibt: „Er erlangte der Reihe nach in drei Nachtwachen 1. die Erinnerung an seine eigenen früheren Daseinsformen, 2. die Erkenntnis der Wiederverkörperung der anderen Wesen und 3. das Wissen um die vier edlen Wahrheiten und die Vernichtung der drei Grundübel: Sinnenlust, Werdelust und Nichtwissen." (Glasenapp 1967, S. 73). Fünf Asketen wurden die ersten Mitglieder seines Mönchsordens und begründeten seine Anhängerschaft.

Lehre:

Die Lehre des Buddha geht zwar wie der Hinduismus von einem ewigen Weltgesetz, von der Wiedergeburt und der Notwendigkeit einer Befreiung von weltlichen Gelüsten aus, lässt dabei aber Elemente wie das Opfer und die Götterverehrung fallen und steht der Unfehlbarkeit des überlieferten Schrifttums kritisch gegenüber. Sein Orden stand Menschen jeder Herkunft und Vergangenheit offen. „Wie bei vielen indischen Mönchsorden fielen auch bei dem buddhistischen mit dem Eintritt in denselben die Kastenschranken. Das besagte in keiner Weise, dass der Buddha die soziale Ordnung der damaligen Zeit negiert hat oder hatte reformieren wollen. Er wich von den Orthodoxen nur insofern ab, als er das Kastenwesen nicht als eine göttliche, sondern nur als eine menschliche Institution ansah und die Vorrangstellung der Brahmanen ablehnte. Vor allem bekämpfte er den brahmanischen Glauben, dass bestimmte sakrale Handlungen Sünden aufheben oder das Gesetz der karmischen Vergeltung ändern könnten." (Glasenapp 1967, S. 76).

Hier liegt ein Vergleich mit Martin Luther und dessen Kampf gegen die „menschengemachte" klerikale Hierarchie und den Ablasshandel nahe. Beide sehen den Menschen als eigenverantwortlich und ohne menschliche Hilfe zur Erlösung fähig an und empfinden Praktiken des etablierten, institutionalisierten Glaubens als Anmaßung. Dies ist nicht nur aus historisch-religionswissenschaftlicher Sicht interessant, sondern dürfte auch ein Grund für die im Buddhismus wie im Protestantismus zu findende Betonung der Eigenverantwortlichkeit auf dem Wege zum Heil sein. Unterschiede ergeben sich z.B. hinsichtlich der verwendeten Mittel (z.B. akzeptanzfördernde Meditation vs. fordernde Leistungsethik).

Der egalitäre Charakter, die Möglichkeit der Befreiung aus dem starren Kastensystem des Hinduismus und nicht zuletzt die Toleranz des neuen Glaubens gegenüber „zusätzlichen" lokalen Bräuchen und Riten sorgte für die rasche Verbreitung des Buddhismus in Indien selbst wie auch in China, Japan und anderen Ländern. Durch die Möglichkeit der Missionierung und Aufnahme auch von Menschen, die nicht zuvor schon Hindus waren, wurde der Buddhismus zu einer „Weltreligion" in dem Sinne, dass er für alle da sein will. Alan Watts, Philosoph und Verbreiter östlicher Weisheitslehren im Westen, schrieb hierzu: „Because of the differences of climate, of arts, crafts, and technology, you cannot be a hindu in the full sense in Japan or in the United States. ... Buddhism is Hinduism stripped for export." (Watts 1996, S. 6).

Buddhismus und Meditation:

Siddhartas Anleitung zur Erlangung der Erleuchtung - des Nirvana – zeigt große Ähnlichkeit zum Stufenschema des Yoga (Lassalle 1977, S. 19). Der „Edle achtfache Pfad" (astangika-marga) ist im Prinzip genauso wie z.b. der „Achtgliedrige Yoga" (Ashtanga Yoga) eine Anleitung zur völligen Versenkung. Das Kontemplative ist das Kernelement des Buddhismus, anfangs wurden sämtliche „Ausschmückungen" fallen gelassen. Den frühen Buddhismus hätte man demzufolge schon selbst als eine „Meditationsform" untersuchen und säkularen Methoden gegenüberstellen können, jedoch setzte bereits kurze Zeit nach Siddharthas Tod ein Zerfall in viele verschiedene Strömungen mit teilweise starken Erweiterungen und Veränderungen der Lehre ein.

Die verbliebenen Strömungen lassen sich heute in zwei große Gruppen unterteilen, die des Hinayana (Sanskrit; „kleines Fahrzeug") und die des Mahayana („großes Fahrzeug"). Der Unterschied besteht darin, dass im Hinayana das Voranschreiten des Einzelnen zur Erleuchtung „aus eigener Kraft" und für sich selbst angestrebt wird; gelingen werde dies in jeder Generation höchstens einer kleinen Minderheit. Dies war auch die Ansicht Buddhas, der in der breiten Masse der Menschen zwar das *Potential* zur Buddhaschaft und damit die Sinnhaftigkeit ihrer Unterweisung sah, nicht aber die realistische Möglichkeit zu deren Erlangung im jetzigen Leben (vgl. Glasenapp 1967, S. 75). Dagegen herrscht im heute zahlenmäßig überwiegenden Mahayana die Ansicht, jeder Erleuchtete solle als „Bhodisattva" aus Mitgefühl die anderen leidenden Lebewesen auf ihrem Weg zur Erleuchtung unterstützen. Ein großer Anteil der Menschen sei dazu schon in diesem Leben in der Lage.

Der Buddhismus hat trotz seines zahlenmäßigen „Rückstandes" gegenüber den anderen großen Religionen besonders im letzten Drittel des 20. Jahrhundert als Philosophie und Kultur einen mächtigen Aufschwung erlebt. „Buddhist terms such as karma, nirvana, samsara, and koan have entered common parlance and Buddhist ideas have begun to seep deeply into both Western thought and popular culture." (Buswell 2004, S. vii). Buddhistische Einflüsse finden sich in zahlreichen Formen der westlichen Lebenshilfe und in einer Vielzahl von Buchveröffentlichungen, aber auch in Teilen der etablierten Psychotherapie.

3.2.1 Zen-Meditation

Vielleicht die bekannteste und international bedeutendste Strömung des Mahayana ist der in Japan entstandene Zen-Buddhismus. Das Wort Zen ist eine Transliteration des chinesischen Wortes Chan ins Japanische; Chan wiederum stammt vom Sanskritwort „dhyana" ab, dem Ausdruck für „Versenkung" und die Bezeichnung der siebten Stufe der Meditation im Raja-Yoga (vgl. Nagatomo 2008). Zen stellt – ähnlich dem Frühbuddhismus - wieder die Meditation ins Zentrum seiner Praxis.

Geschichte und Überlieferung:

Analog zur Herkunft seines Namens verlief die Geschichte des Zen. Um 500 nach Christus traf der indische Mönch Bodhidharma in Kanton (Südchina) auf die einheimische taoistische Weisheitslehre und wurde dort zum Begründer einer neuen Sekte. Eine lange Linie von Patriarchen setzte die Arbeit des Meisters fort. Zwei dieser ebenfalls bedeutenden Lehrer, Eisaij (Rinzai-Schule) und Dogen (Soto-Schule), brachten die neue Glaubensinterpretation schließlich nach Japan. Auch nach Korea und Vietnam breitete sie sich aus. Der japanische Zen ist verwandt mit dem indischen Buddhismus, dem Chan in China, dem Thien in Vietnam und dem Seon in Korea (Buswell 2004, S. 933-944). „Wer über Zen liest, darf sich also nicht wundern, dass die grundlegenden Begriffe in der altindischen Literatursprache des Sanskrit auftauchen und die meisten und wichtigsten Quellen über das Zen chinesisch geschrieben sind." (D. T. Suzuki, zitiert in Langen 1963, S. 89).

Um die – historisch gesicherte - Person Bodhidharmas ranken sich viele Legenden. Außer Frage stehen jedoch sein großer spiritueller Einfluss und seine Verdienste um die Weiterentwicklung der buddhistischen Meditation. Sie „wurde durch Bodhidharma in den Mittelpunkt des ganzen Kultes gestellt." (Langen 1963, S. 89). Unabhängig von dieser methodischen Fokussierung blieben jedoch die ursprünglichen buddhistischen Glaubensgrundsätze bestehen, wie sie in den „vier großen Schwüren" zum Ausdruck kommen, einem Kernelement des buddhistischen Gebets: „However innumerable beings are, I vow to save them. However inexhaustible the passions are, I vow to extinguish them. However immeasurable the Dharmas are, I vow to master them. However incomparable the Buddha-truth is, I vow to attain it." (D.T. Suzuki 1935, S. 3).

Zen will eine unabhängige Überlieferung „außerhalb der Schriften" sein, die dem Menschen hilft, „Buddha zu werden" (Nagatomo 2008). Aus der gewollten Unabhängigkeit von schriftlicher Überlieferung erklärt sich auch die Verbreitung des Zen über Traditionslinien von Meistern und Schülern statt über einen niedergelegten Kanon. Allerdings wird in allen Schulen des Zen auch auf Schriftensammlungen zurückgegriffen, die als Hilfsmittel dienen – etwa Sammlungen berühmter Dialoge. Die „Unterweisung in Zen" findet klassischerweise in einem Kloster statt. Wenn es auch heute sehr viel Literatur, freie Akademien und (selbsternannte) private Lehrer gibt, so war es zunächst ausschließlich Mönchen vorbehalten, die jahrelange Ausbildung zu absolvieren. Vor der Aufnahme in die Gemeinschaft standen oft strenge Prüfungen.

Ingeborg Wendt beschreibt ein solches Aufnahmeritual: „Der junge Mönch hat sich in der vorgeschriebenen Zen-Haltung auf die Tatami [Reisstrohmatte] zu setzen: die Beine gekreuzt, den Körper gerade, aber nicht steif aufgerichtet, die Wirbelsäule senkrecht. ... Der Zen-Mönch muss in dieser Haltung in dem kleinen, leeren Zimmer 2 Tage und 2 Nächte verbleiben, ohne zu schlafen. ... Hat der Mönch, ohne einzuschlafen und in seiner Haltung nachzulassen, diese 2 Tage und Nächte durchgehalten, so wird er in ein im Rang höher stehendes Zimmer ‚befördert', das ebenfalls leer ist und in der er die gleiche Übung 3 weitere Tage und Nächte fortzusetzen hat ...Hat er diese 5 Tage und Nächte in der vorschriftsmäßigen Haltung bestanden, so wird er in den Tempel aufgenommen." (Wendt, zit. n. Langen 1963, S. 91).

Auch schon vor der offiziellen Aufnahme wird den noch jüngeren Aspiranten auf die Mönchswürde bereits die Aufmerksamkeit der Meister zuteil. Ins Klosterleben eingebunden, werden sie begutachtet. Eugen Herrigel schrieb in seinem bekannten Werk „Zen in der Kunst des Bogenschießens": „Sie müssen Räume säubern, Küchen-, Feld- und Gartenarbeit verrichten. Dabei werden sie vom Meister insgeheim beobachtet. ... Sie durchlaufen also gleichsam eine Probezeit. ... Der Meister verhält sich zu ihnen unnachsichtig, streng, kurz angebunden, als Feind des Schülers in wahrster Bedeutung. ... Der Schüler kann noch nicht erkennen, dass das alles, wie sich später herausstellt, aus Barmherzigkeit geschieht." (Herrigel, zitiert nach Langen 1963, S. 92).

In dieser klösterlichen Form ist der Buddhismus mit westlicher Lebensführung und Psychotherapie kaum kompatibel. In Japan selbst kann dieses Problem durch die zeitlich befristete Aufnahme ins Kloster gelöst werden, so dass auch bereits im Berufsleben stehende Menschen unterrichtet werden können. Für Länder, in denen der Buddhismus nicht so universell „verfügbar" ist, hat die Weisheitslehre des Zen ebenfalls zeitgemäße,

„praktikable" Formen gefunden, sich mitzuteilen. Deisetsu Teitaro Suzuki (1870-1966), japanischer Autor und Vertreter des „Buddhistischen Modernismus", gilt mit seinen Essays und Büchern vor allem in englischer Sprache als Vorreiter einer internationalen Verbreitung des authentischen Zen. Auch sein Namensvetter Shunryu Suzuki (1905-1971) machte sich darum verdient.

Meditation und Koan:

Trotz der Existenz vieler Lehrtexte gilt im Zen in jeder Hinsicht der Primat der Praxis vor Wort und Theorie. Die Aussage, dass Zen „nichts" biete, ist ein Allgemeinplatz seiner Beschreibung. Die Fokussierung auf die „richtige" Durchführung alltäglicher oder banal erscheinender körperlicher Tätigkeiten wird bereits als „sakrale Handlung" des Zen gewertet. Der Primat der Praxis macht auch die eingangs erwähnte zentrale Bedeutung der Versenkungsmethoden verständlich. Die meditativen Techniken des Zen-Buddhismus bestehen zum einen aus dem Zazen (japanisch, wörtlich: „Sitzende Versenkung"), dem Kinhin (Gehmeditation), dem Samu (konzentriertes Tätigsein) sowie Textlesungen und der Beschäftigung mit den „Koans" – paradoxen Anekdoten, deren Bearbeitung als Hilfsmittel zur Befreiung von der Vernunft gesehen wird.

Diese Koans stellen eine gute Möglichkeit dar, den Kern des Zen verstehen zu lernen. Sie sind meist als Frage-Antwort-Spiel zwischen Meister und Schüler(n) konzipiert. Die Dialektik dieses „Mondo" ist nach D. T. Suzuki ein „einzigartiger Faktor in der Lehrmethode des Zen ... Der Schüler stellt eine Frage (Mon) und der Lehrer gibt die Antwort (To oder Do). ... dieses Fragen und Antworten wird nicht immer auf dem Gebiet des konkreten Denkens oder geistigen Empfindens ausgeführt, auch nicht auf dem Feld der Abstraktion und Schlussfolgerung. Es gibt darum keinen langen Austausch von Worten zwischen Meister und Schüler, keine beweisende Erörterung. Das Mondo endet im Allgemeinen mit der kräftigen und kurzen Feststellung des Meisters oder mit einer physischen Kraftäußerung und führt niemals zu einer Reihe logischer Feinheiten." (D. T. Suzuki, zitiert in Langen 1963, S. 94).

Man betrachte z.B. einen der bekanntesten Koans, der auch im Westen schon zum Allgemeingut geworden ist: „Was ist das Geräusch *einer* klatschenden Hand?". Es ist unschwer zu erkennen, dass diese Art von Rätsel oder Sentenz mit klassischen rationalen Mitteln nicht zu lösen ist und deshalb eine andere Art des Verstehens erfordert. „A *kōan* is formulated like a riddle or puzzle and is designed in such a way that intellectual reasoning alone cannot solve it without breaking through ego-consciousness by driving it to its limit." (Nagatomo 2008). Ein Schüler des Zen kann unter Umständen jahrelang an einem Koan verzweifeln, bis Satori – der Moment der Erleuchtung – eintritt. „Wie Schuppen fällt es ihm von den Augen. Er hat das Gefühl, erlöst zu sein. So blitzartig ist dieses Geschehen, so nachhaltig. Und doch kann er es kaum fassen." (Eugen Herrigel, zitiert in Langen 1963, S. 100).

In einer abschließenden Bemerkung zur Natur der Koans schreibt D. T. Suzuki: „Die Koans dienen also, wie wir gesehen haben, vornehmlich dazu, alle nur möglichen Zugänge zum Rationalismus zu versperren. Im Zwiegespräch mit dem Meister ... kommt jeder nach wenigen Äußerungen eigener Ansichten ans Ende seiner Weisheit, aber gerade diese Sackgasse ist der richtige Ausgangspunkt für das Studium des Zen. Keiner kann in den Zen eindringen ohne diese Erfahrung. Und ist dieser Punkt erreicht, so gebührt den Koans die Hälfte des Verdienstes am Erfolg" (D. T. Suzuki, zitiert in Langen 1963, S. 101).

Zen und Psychoanalyse:

Die nicht-analytische, vielmehr integrative Erkenntnis-Art, wie sie z.B. in den Koans geübt wird, ist für den Zen-Praktizierenden paradoxerweise nicht nur ein Weg zur „Ganzheit" (als Gegensatzpol zu einer zergliedernden, „zersetzenden" Suche nach tiefenpsychologischen Einzelkomponenten und Ursachen), sondern auch und gerade ein Zugang zum Unbewussten im tiefenpsychologischen Sinn. In einer gemeinsamen Arbeit u.a. mit Erich Fromm über die Beziehungen von Buddhismus und Psychoanalyse schreibt D. T. Suzuki: „mein ‚Unbewusstes' ist ‚metawissenschaftlich' (überwissenschaftlich) oder ‚antewissenschaftlich' (vorwissenschaftlich). ... Während der Wissenschaftler tötet, versucht der Künstler, etwas Neues zu schaffen. Er weiß, dass sich die Wirklichkeit nicht durch eine Sektion erfassen läßt, daher nimmt er Pinsel, Leinwand und Farben und versucht, aus seinem Unbewußten heraus zu schaffen. ... Die Wissenschaft lebt vom Dualismus; deshalb versuchen die Wissenschaftler, alles auf quantitative Messungen zurückzuführen. ... Das Unbewußte ist etwas, das man fühlt, und zwar nicht im gewöhnlichen Sinne" (D. T. Suzuki, in Fromm et al. 1971, S. 20-25).

Das „Rekonstruieren" des Unbewussten mit Pinsel und Farben erinnert andererseits wiederum an die psychoanalytischen Methoden der freien Assoziation und der Traumdeutung, wo mit „freier sprachlicher Malerei" ein entsprechender Zugang zum

Unbewussten angestrebt wird. Nach Erich Fromm kann man eine weitere Analogie zwischen Zen und Psychoanalyse feststellen: der Zustand der „Erleuchtung" im Zen ist die „Aufhebung der Verdrängung", z.B. des menschlichen Gefühls der Gier (Fromm et al. 1971, S. 155 ff), da solche Gefühle nur unerkannt ihre schädliche Wirkung entfalten. Einer der Mechanismen, durch den der Zazen solche Verdrängungen auflösen kann, ist das Erleben und Bearbeiten von Regression und Übertragungsvorgängen. Die Regression tritt nach V. E. Krynicki im Rahmen einer Meditationssitzung automatisch auf. „The regression which occurs during prolonged zazen ... [is] an intense, often almost uncontrollable reactivation of childhood and/or primordial ego states. ... It should also not be surprising to find that clear transference reactions occur during Zen practice, since transference is a regressive phenomenon." (Krynicki 1980). Die Regression kann so weit gehen, dass der Übende nach dem Durchlaufen der Angst- und Übertragungsreaktionen in einen Zustand der „preverbal symbiotic union" (d.h. einen ontogenetisch frühen Abschnitt) übergeht, der sich mit der Erleuchtung gleichsetzen lässt (Krynicki 1980). Die gleichzeitig vorhandene Bewusstheit dieser Tatsache, eine „double orientation" (Krynicki 1980) auf einerseits Einheit und andererseits Trennung von der Welt, kennzeichnet den grundsätzlich nicht-dualistischen Charakter des Zen.

Mark Epstein, ein New Yorker Psychiater, Psychoanalytiker und Kenner des Buddhismus fasst die konkurrierenden Mechanismen von Analyse und Meditation folgendermaßen zusammen: „Die psychoanalytische Psychotherapie führt meistens zu Erfahrungen ..., damit die Lebensgeschichte praktisch *rekonstruiert* werden kann. Die buddhistische Meditation bewirkt zumeist die Intensivierung gewisser Ichfunktionen, wodurch das Selbstgefühl sowohl verstärkt als auch *dekonstruiert* ... wird." (Epstein 2000, S. 138; vgl. den „konstruktiven" Aspekt im Umgang mit dem Unbewussten bei Suzuki, s.o. – „dekonstruiert" meint die Loslösung von unbewussten Vorurteilen, Grundannahmen etc.). Es finden sich hier also zwei Wege, die sich trotz (scheinbarer) Widersprüche stark ähneln. Der Buddhismus und u.a. die analytische Psychotherapie befinden sich deshalb seit mindestens Mitte des letzten Jahrhunderts in einem fruchtbaren Dialog.

Zen in verschiedenen Lebensbereichen:

Heute gibt es in den westlichen Gesellschaften zahlreiche Spielarten des Zen, und ähnlich dem Yoga wird er als Lifestyle-Element wie in seiner traditionellen religiösen Form praktiziert. Die spirituelle Durchdringung von Lebensbereichen und Tätigkeiten durch den Zen und deren gegenseitige Befruchtung erfuhr wohl zuerst Bekanntheit durch Eugen Herrigels bekanntes Werk „Zen in der Kunst des Bogenschießens". Zwar können Herrigel mittlerweile systematische Fehler sowohl im Verständnis des Zen als auch beim Verständnis seines Lehrers Awa Kenzo nachgewiesen werden (vgl. Shoji 2001), jedoch zeichnete er ein in sich stimmiges, überzeugendes Bild. Insofern sind die Ungenauigkeiten in den Arbeiten Herrigels wieder verzeihlich. Sie sind nur der Grund dafür, dass z.b. in Deutschland das traditionelle japanische Bogenschießen v.a. aus „spirituellen Gründen" betrieben wird, während es in seinem Herkunftsland nach wie vor einfach als entspannende Sportart gilt (Shoji 2001).

Ein sportlicher Bereich, in dem Zen jedoch tatsächlich großen Einfluss hatte und hat, ist die japanische Fechtkunst. Das Schlagwort „Ken Zen Ichi" (Einheit von Schwert und Zen) beschreibt dabei einen bestimmten, für Zen wie für das Fechten spezifischen Zustand. Jörg Potrafki, mehrfacher Kendo-Europameister, schreibt hierüber in einem Beitrag zur Geschichte der Kampfkünste: „Dieser Zustand der ‚rechten Geistesgegenwart' (Reisei / Shuchu ryoku) (Lenk 1985, S.75) wird von Vertretern des Zen als ein Zustand der ‚Ichlosigkeit' (Muga) (Suzuki 1971, S.9-10), der ‚Absichtslosigkeit' (Mushin) (Herrigel 1985, S.71) oder der ‚Leere' (Mu) (Miyamoto 1983, S.120) bezeichnet. Im Zen wird von der Annahme ausgegangen, daß der Mensch, das denkende Wesen im Sinne Descartes, nur unter ‚Ausschaltung' der Ratio große Werke vollbringen kann. Die Natürlichkeit oder Kindlichkeit muß durch die ‚Kunst des Sich-Selbst-Vergessens' (Suzuki 1985, S.9) wiedererlangt werden, damit das Ziel - die Erleuchtung - erreicht werden kann. Diese Natürlichkeit beeinflußt als Fudoshin das heutige Kendo in starkem Maße. Hat ein Fechter das höchste Niveau erreicht, ‚ist sein Geist wie ein Spiegel, in dem sich jeder Gedanke widerspiegelt, der sich im Geiste des Gegners regt, und er weiß sofort, wie und wo er den Gegner schlagen muß.' (Suzuki 1971, S.35)" (Potrafki 1996, S. 8 f).

Die Integration der religiösen Weisheit in den Alltag, in den Sport, in das persönliche Arbeitsleben und in andere Bereiche ist eine interessante Eigenheit des Zen-Buddhismus und ein Unterscheidungsmerkmal gegenüber anderen Religionen. Es existieren zahlreiche – teils ernsthafte, teils satirische - Anleitungen für eine solche Integration, beispielsweise „Zen in the art of motorcycle maintenance" oder „Zen in the art of blogging". Es gibt sogar „Zen in their bedside manner", ein Artikel der Los Angeles Times vom 19. Juni 2009 über buddhistische Seelsorge am Krankenbett (Susman 2009). In jeder dieser

Darstellungen zeigt sich die außergewöhnliche Durchdringungskraft einer Religion, die wie kaum eine Zweite Akzeptanz von Gefühlen und schlichtes Handeln propagiert.

Kern und Proprium:

In allen erwähnten Methoden, Spielarten und Manifestationsformen des Zen bemüht sich der Übende, die permanente, rastlose Gedankentätigkeit und die Beschäftigung mit sich selbst, welche die menschliche Existenz kennzeichnet, zu unterbrechen und dadurch die Kluft zwischen dem Ich und der Welt zu überbrücken – „eins zu werden" mit ihr. Anders als z.B. der Yoga kennt die Zen-Meditation keine festen Stufen, keine trainierten Umschaltvorgänge und keine suggestiven Dogmen, die auf dem Weg zum „Ziel" nützlich sein könnten. Demzufolge ist Satori auch eher ein zufälliges Ereignis, das durch zu viel „Wollen" eher verhindert als begünstigt wird. Die Soto-Schule des Zen treibt dieses Prinzip dadurch auf die Spitze, dass die im Zazen aufkommenden Gedanken weder abgelehnt noch angenommen werden – Satori kommt, wann es will. Nach D. T. Suzuki besteht diese Nuancierung darin, „dass das Rinzai-Zen die Problemstellung der Kung-an [Koans] in den Mittelpunkt stellte, während das Soto-Zen das Ziel der Erleuchtung durch stillsitzende gedankenleere Meditation zu erlangen suchte, wobei das zazen, die Sitztechnik, nicht nur ein Mittel zur Erleuchtung, sondern bereits die eigentliche Form ist, in der das ‚wahre Selbst' erlebt wird." (D. T. Suzuki, zitiert in Langen 1963, S. 90).

Über das „religiöse Proprium" der Zen-Meditation existiert eine sehr umfangreiche Literatur. Kurz gefasst lässt sich sagen, dass ohne das Ziel des Aufgehens, des Einswerdens, der Aufhebung der Subjekt-Objekt-Spaltung, z.B. in der Form eines Erleuchtungserlebnisses oder –zustandes, eine Kontemplation im Stil des Zen ihren Sinn verfehlt. Jede Technik, die vergleichbare Mittel einsetzt, ist deshalb im engeren oder weiteren Verständnis „buddhistisch" zu nennen, mit oder ohne religiösen oder konfessionellen Bezug.

Diese prinzipielle Kompatibilität des Zen ist der Grund, warum sich viele seiner Anhänger auch in anderen Konfessionen und Kulturkreisen finden. Bekannte Vertreter dieser Entwicklung sind z.B. der katholische Theologe Peter Lengsfeld (1930-2009), langjähriger Verfechter der christlichen Ökumene, und Willigis Jäger (*1925), Benediktinerpater, Mystiker und Vertreter überkonfessionell-integrativer Konzepte. Letzterem wurden Anfang 2002 von der katholischen Kirche öffentliche Vorträge untersagt, nachdem ihm mehrfach vorgeworfen worden war, er verfälsche den personalen christlichen Gottesbegriff (vgl. Pressestelle Bischöfliches Ordinariat Würzburg 2002). Er unterrichtet weiterhin Zen auf dem „Benedictushof Holzkirchen", auch zusammen mit bekannten Psychologen wie Marsha M. Linehan (siehe unten; Benediktushof Holzkirchen 2010). Es ist nicht verwunderlich, dass Elemente des Zen wie die Betonung der Praxis, das Ablegen der (Ich)Fixiertheit, das Unterbinden von quälender Verstandestätigkeit oder die dialektischen Lehrtechniken vielfach als Anregung für weltanschaulich unabhängige Therapien gedient haben, wie etwa die Morita-Therapie, die Dialektisch-behaviorale Therapie nach Linehan oder die Initiatische Therapie nach Dürckheim.

3.2.2 Morita-Therapie

Als Professor Masatake (auch: Shoma) Morita im Jahr 1920 die gleichnamige Therapie entwickelte, standen ihm sowohl das japanische Gedankengut des Zen als auch die Ideen Sigmund Freuds zur Verfügung. Die neue Technik hätte demnach – ganz im Sinne der Psychoanalyse – auf die Beleuchtung der „Wurzeln der Symptome" zielen können, also auf die Ursachen und die möglichst kausale Behebung z.B. neurotischer Krankheitszeichen. Stattdessen jedoch entstand ein Verfahren, das im Westen sehr schnell als autoritär, irrational und die unbewussten Motive des Menschen missachtend kritisiert wurde (Kora und Ohara 1973).

Morita und die Psychoanalyse:

Kora und Ohara schreiben über die Schwierigkeit psychoanalytischer Techniken in Japan: „Freud, whose entire therapeutic approach is given over to, unearthing the roots of the symptoms', continues to have great influence among Japanese psychologists and psychiatrists. But it is an academic influence of ideas rather than an influence of therapy techniques. Freud's relative failure to gain adherents in the Japanese therapeutic community points out several of the advantages and the driving forces behind the development and adoption of Morita therapy. ... Freud offers libido theory, with which we do not agree in practice. Also, there is no guarantee that once their causes are laid bare, the symptoms will disappear ... Finally, Freud's psychoanalysis takes a very long time while Morita therapy is both quick and effective." (Kora und Ohara 1973).
Verantwortlich für die grundlegend andere Herangehensweise der japanischen Psychotherapie und die damit einhergehende Ablehnung z.B. der Freudschen Ansätze sind jedoch nicht nur die Libidotheorie oder die lange Behandlungsdauer der Psychoanalyse. Watanabe und Machleidt stellen fest: „Im ‚Osten' wird das Ego transzendiert, während es im Westen verstärkt wird. In den westlichen Gesellschaften ist es erforderlich, das Ich von den Anderen klar abzugrenzen. Wir verstehen z.B. das so genannte ‚assertiveness training' als eine Übung zur Stärkung des Ego. Ganz im Gegensatz dazu bildet sich das östliche Ego, indem sich der Mensch in dem ‚Zwischen' zum anderen oder in der Beziehung mit dem Anderen mit ihm ‚vereinigend auflöst', mit einem anderen Wort ‚transzendiert'. ... Das Ego löst sich im ‚Zwischen' auf." (Watanabe und Machleidt 2003). Die Nichtbeachtung des eigenen Egos und das transzendierende

Aufgehen in der Arbeit und den Mitmenschen ist nicht zufällig eine Parallele zum japanischen Zen. Zen wie Morita-Therapie relativieren die Bedeutung, die das Ego des Übenden einnimmt. Fernöstliche bzw. buddhistische Philosophie lassen sich als polarer Gegensatz zu „Assertiveness" und „Macho" (d.h. der egozentrischen Durchsetzungskraft, Leifer 1999) betrachten.

Indikation:

Morita hatte für seine Therapie eine ganz bestimmte Patientenklientel im Sinn, deren Erkrankung er den neuen Namen „shinkeishitsushu" (Kora 1965) gab – ein Mischbild von Neurasthenie und Angstneurose, das aber hinsichtlich Definition und Abgrenzung ein klares Konstrukt darstellt. Der typische Shinkeishitsushu-Patient leidet an „toraware", einer krankhaften Fixierung der Aufmerksamkeit. Diese haftet vor allem an der angstbesetzten *Möglichkeit* körperlichen oder sozialen Versagens, d.h. zum Beispiel dem Erröten, dem Stottern, dem linkischen Ansprechen anderer Menschen oder dem Unwissen in Prüfungen.
In diesem Zusammenhang schreiben Kora und Ohara: „Zen techniques, which are used along with Morita's methods by some psychiatrists, also aim to decondition toraware. Japanese culture generally – and its literature and martial arts specifically – consider toraware to be the fatal opposite of alert perception, i.e., an over-concentration on an opposing swordsman's blade prevents perception of the swordsman, who is of course the real danger." (Kora und Ohara 1973). Man beachte hier die Zusammenhänge von religiösem Zen, weltlicher Kampfkunst und psychotherapeutischer Intervention.
Was die Situation für den Betroffenen unerträglich macht, ist der gleichzeitig vorliegende überdurchschnittliche Ehrgeiz, das hohe Geltungsbedürfnis und der normalerweise scharf entwickelte Intellekt, der in Verbindung mit der Fixiertheit auf mögliche Dysfunktionalitäten zu gnadenloser Selbstanalyse und geringem Selbstbewusstsein führt. Darin liegt auch die Abgrenzung der Krankheit von anderen Störungen wie Autismus, Schizophrenie und Persönlichkeitsstörungen. „The non-shinkeishitsu personality who is shy and timid can solve his problem by retreating from an active social life; he can live passively and not suffer. But the shinkeishitsushu-victim cannot accept such passivity, he has extraordinarily strong drives to be better than others, to contribute to knowledge, to be rich, to hold high social position and so on." (Kora und Ohara 1973).

Behandlungstechnik:

Die Defizite der Teilnehmer bei der Aufmerksamkeitslenkung und dem Umgang mit eigenen Gefühlen werden in spezialisierten Kliniken folgendermaßen angegangen: In den ersten vier bis sieben von ungefähr 50 Behandlungstagen erfolgt eine Deprivation von sensorischen Reizen durch strikte Bettruhe und das Verbot von Lesen, Empfang von Besuch, Rauchen und Ähnlichem. Durch dieses „Schmoren im eigenen Saft" (Schumann und Schumann 1978) erlebt der Patient seine üblichen Ängste nochmals in verstärkter Form, kann dabei aber ihr Ansteigen und Abflauen miterleben. Damit ist der Grundstein dafür gelegt, sie als normal akzeptieren zu lernen (vgl. die westliche Expositionstherapie bei Angsterkrankungen). Eine Diskussion der individuellen Angst- und Aufmerksamkeitsinhalte erfolgt in dieser harten Anfangsphase nicht. Aus dieser Tatsache resultiert wohl auch der Vorwurf des „Autoritären" in der Morita-Therapie.

Wenn der Kranke schließlich einen regelrechten Hunger nach Außenreizen entwickelt und damit seine Aufmerksamkeit vom Ich und seinen Ängsten abgewendet hat, werden ihm sukzessive das Verlassen des Bettes, leichte handwerkliche Tätigkeiten, der Umgang mit anderen Patienten und zuletzt der Besuch seiner früheren Arbeit von der Klinik aus gestattet. Während dieser Zeit lernt er, in der praktischen Beschäftigung ganz aufzugehen. Die Ängste und alten Gefühle sollen bei ihrem Wiederauftreten so akzeptiert werden, wie sie sind – am Ende der Therapie steht die Fähigkeit, „Angst habend" (Watanabe und Machleidt 2003) die beruflichen und sozialen Tätigkeiten wieder aufzunehmen. Dies beschreibt Morita selbst mit dem Wort Arugamama, „wie es nun einmal ist". Erstrebenswert sei Mushoyu-Shin, „das an nichts hängende Herz" (ein Ausdruck aus dem Zen und eine gute Metapher für „Non-Attachment").

Dieser Zusammenhang wird in einem bildhaften Gleichnis erläutert: „Wenn ein Kind einen Papierflieger in die Luft wirft, ist seine Aufmerksamkeit nur darauf gerichtet. Es kann ihm leicht passieren, dass es, während es ganz versunken dem Papierflieger hinterher läuft, in einen Straßengraben fällt. Die Shinkeishitsu-Patienten wenden dagegen ihre Aufmerksamkeit furchtsam auf ihre Füße und verlieren inzwischen den Papierflieger aus den Augen. Ein Erwachsener kann normalerweise dem Papierflieger so hinterherlaufen, dass er sowohl auf seine Füße als auch den Papierflieger seine Aufmerksamkeit richtet und sich immer den Umständen entsprechend verhält." (L. Katz, zit. n. Watanabe und Machleidt 2003).

Effektivität:

Das Prinzip des „Funktionierens trotz Problemen" und die Unterordnung des eigenen Ichs erscheinen dem westlichen Menschen, wie anfangs erwähnt, zunächst repressiv und fremd, besteht doch das Ziel der Psychotherapien im Westen zumeist in der *Stärkung* des Ego. Dies ist logisch vor dem Hintergrund einer monotheistischen Religion mit Betonung des „Alleinseins vor Gott" und einem definitiven Ende des Lebens. Das entgegengesetzte Prinzip der Transzendierung des Ego ist wohl ein gemeinsames asiatisches Erbe, basierend auf Glaubensinhalten wie dem ewigen Weltgesetz, der Wiedergeburt und dem Monismus, wie er in Hinduismus, Buddhismus und Zen gepflegt wird. Die Dharmalehre versteht die Welt und sogar den menschlichen Geist als „loses Konglomerat" von Einzelteilen und Prinzipien (z.B. „Sehen", „Merken", „Streben", ... vgl. z.B. Glasenapp 1967, S. 56ff) - was der Existenz einer in sich abgeschlossenen, unveränderlichen Seele widerspricht und eine „Egozentrik" in der Therapie verhindert.

Im Zuge der Übernahme eines westlichen Lebensstils und westlicher Wertvorstellungen in Japan scheint sich deshalb auch die Effektivität einer in der östlichen Weltanschauung wurzelnden Therapie zu verringern. Der Anteil der mittels Morita-Therapie „erfolgreich" behandelten Patienten sank zwischen 1919 und 1998 von erstaunlichen 86 auf 22 Prozent (Watanabe und Machleidt 2003). Auch scheinen heutzutage immer weniger Menschen gewillt, das strenge Therapieregime auf sich zu nehmen, was in einer hohen Abbrecherquote resultiert. Dennoch werden sowohl die ursprüngliche Morita-Therapie als auch neue Formen von „Morita Therapy Methods" weiterhin angewendet. Solche modernen Strömungen umfassen z.B. das „Constructive Living" nach David Reynolds oder Morita-Therapien in Verbindung mit „Naikan", einer tiefenpsychologischen bzw. transaktionsanalytischen Selbstreflexions-Methode nach Ishin Yashimoto.

3.2.3 Dialektisch-behaviorale Therapie nach Linehan

Moderne Psychotherapien versuchen mitunter, positive Aspekte verschiedener anderer – auch religiöser - Techniken und Traditionen zu vereinen. Ein Beispiel hierfür ist die Dialektisch-behaviorale Therapie (DBT) nach Marsha Linehan. Das „Dialektische" an dieser Therapie bezeichnet den grundsätzlichen – und nicht nur in der DBT zu findenden – Gegensatz zwischen der Notwendigkeit, Probleme und negative Gefühle zu ertragen, und der Notwendigkeit, Verhaltensmuster aktiv und diszipliniert zu verändern. In einem Interview 2007 beschreibt Linehan den Zusammenhang zwischen DBT und Zen: „… it balances a technology of change with the corresponding technology of acceptance. The acceptance is a derivative from contemplative spiritual practices of Zen, primarily, but also other contemplative practices - mindfulness, mindfulness-based practices and also validation of clients. … The reason it's called 'dialectical' is because it's a synthesis of acceptance and change. Back and forth, a constant transaction interplay all the time." (Linehan 2007).

Zen in der DBT:

Zwei Elemente der DBT, die sich besonders deutlich am Zen orientieren, sind die „Validierung" und das interaktionelle Setting der Therapiegruppe. Unter „Validierung" versteht Linehan das prinzipielle Verständnis für die „Sinnhaftigkeit" auch eindeutig dysfunktionaler Verhaltensweisen, z.B. Drogenmissbrauch. Dies bedeutet nicht, dass das entsprechende Verhalten gutgeheißen wird – aber Therapeut wie Patient müssen lernen, auch ein solches Verhalten als „zur Person gehörig" zu erkennen und dadurch Dissoziation und „innere Flucht" zu verhindern. „In this case, the therapist can validate that the substance abuse makes sense, given the client's history and point of view." (Sanderson 2008).

Das Verhindern von Verdrängung und Dissoziation von eigenen Fehlern nimmt auch viel Raum in den Ausführungen buddhistischer Lehrmeister ein. Shunryu Suzuki (s. oben) schreibt dazu unter anderem: „Even in wrong practice, when you realize it and continue, there is right practice. (S. Suzuki und Dixon 2005, S. 73), und "When you say, 'My zazen is very poor', here you have true nature, but foolishly you do not realize it. You ignore it on purpose." (S. Suzuki und Dixon 2005, S. 134). Das Sehen von Fehlern und das Anerkennen ihrer Rolle in der eigenen Person ist also „zutiefst Zen".

Das Setting der DBT mit einem (hauptverantwortlichen) Therapeuten und dem wechselnden Dialog mit mehreren Patienten ähnelt sogar dem Mondo (Lehrunterhaltung, vgl. Einleitung „Buddhismus") in der Ausbildung des Zen. Typisch für beide Gesprächsformen ist, dass sich der „Lehrer" sowohl direkter Zustimmung wie direkter Ablehnung der „Schüler" enthält und dadurch die Dynamik des Denk- und Gesprächsflusses bewahrt und vorzeitige Frustrationen vermeidet. Hierzu ein psychiatrisches Beispiel: „DBT also involves specific dialectical strategies to help clients get 'unstuck' from rigid ways of thinking or viewing the world. Suppose a client makes a strong initial commitment to do a year's worth of DBT. Rather than simply saying 'Hey, that's terrific!' the therapist would gently turn the tables on the client by asking, 'Are you sure you want to? It's going to be very hard work.'" – Der Patient wird hier durch einen mentalen „Trick" in die Lage gebracht, sein Ziel zu „verteidigen", anstatt nun von einem fordernden Therapeuten bestürmt zu werden, wie er vielleicht befürchtet hatte. (Sanderson 2008).

Genauso wie hier wird auch im Zen der Schüler verblüfft, seiner Vorannahmen und erwarteten Widerstände beraubt: „'I want to attain enlightenment; I want to be a Buddha', the disciple said. Do you know what the teacher did? He picked up a tile, and he started to polish it. ... 'How is it possible to become a Buddha by practicing zazen?' Nangaku replied." (S. Suzuki und Dixon 2005, S. 80f). Und wieder wird der Schüler in die Situation versetzt, seine eigene Sache zu überdenken – anstatt ein einfaches Rezept oder Lob oder Ablehnung vorgesetzt zu bekommen. Solches Vorgehen findet sich im Zen wie in der DBT.

Religiöse Bezüge:

Über die Gründe, warum gerade der Zen ein so ergiebiges Reservoir für eine „weltliche" Psychotherapie darstellt, warum er gut in andere Konzepte integrierbar ist und wie sie dazu gekommen ist, schreibt Linehan: „...I have a background in Christian contemplative prayer and in fact was trained as a spiritual director in contemporary prayer ... I didn't go to Christian contemporary prayer even though in the mystical tradition, it is surrender, it is acceptance, the will of God. But I didn't go that direction because there are so many concepts there and words, that I thought I might have trouble generalizing it to the non-Christian client, many of them I was treating." (Linehan 2007). Die geringe Komplexität und die „Kompatibilität" mit vielfältigen Glaubensrichtungen ist demnach ein starkes Argument für die „Nutzung" des Zen. Es können also auch in nicht-buddhistischen Religionen die benötigten Anleitungen für Akzeptanz und Hingabe gefunden werden – speziell in der christlichen Mystik. Aber hier mangelt es nach Linehan den meditativ-akzeptierenden Konzepten an Klarheit (trotz langer Tradition), und außerdem lässt sich die Dogmatik des Christentums nicht so leicht von der „nützlichen Mystik" trennen – was Anhänger anderer Glaubensrichtungen abschreckt.

Über ihre auf diesen Gedanken aufbauende Entscheidung sagt Linehan weiter: "I called on my friends and said, 'Who is the best teacher in the world?' So, two teachers´ names came out more than once ... One was a woman Zen Master and one was a Benedict monk Catholic Zen Master. So I had no idea what Zen was, not even the slightest, but I decided to go work with them. I couldn't decide whether I was a Catholic or a woman. I decided to go three months with the woman and one month with the Catholic and ended up taking a leave of absence and going three months to a Buddhist Zen monastery, it was a woman teacher, and then three months to a Catholic monastery with the Benedictian monk." (Linehan 2007). Bei dem genannten katholischen Mönch handelt es sich um den im Kapitel über Zen erwähnten kontroversen Benediktinerpater Willigis Jäger (alias Ko-un Roshi), der damit letztlich einen großen Einfluss auf die DBT und Linehan hatte und nach ihren eigenen Angaben noch immer hat.

Prinzipien:

Profitieren von der Dialektisch-behavioralen Therapie sollen Patienten mit Borderline-Persönlichkeitsstörung, d.h. Menschen, die unter der extremen Ausprägung und Impulsivität ihrer Gefühle leiden. Die DBT beinhaltet Training zwischenmenschlicher Fähigkeiten, Erlernen des Umgangs mit eigenen Gefühlen und Übungen zu Stresstoleranz und Spannungsabbau. Sie vereint Aspekte der „klassischen" kognitiven Verhaltenstherapie und eines einsichtsorientierten Trainings (mit dem Fokus auf „Change") sowie der Förderung innerer Achtsamkeit und der Validierung eigener Gefühle und Verhaltensweisen (mit dem Fokus auf „Acceptance") – das Ganze im dialektisch geführten Gruppensetting.
Akzeptanzmethoden und dialogische Techniken sind dabei - wie im Interview mit M. Linehan ausgeführt – stark durch Lehren des Zen-Buddhismus beeinflusst. Kern der

(meditativen) Übungen ist das Erfassen von Situationen, Gefühlen und Gedanken, ohne eine Bewertung vorzunehmen, die Konzentration auf die Tätigkeit des Augenblicks und das wirkungsvolle, situationsangepasste Handeln statt fruchtlosen Nachdenkens über „richtig" und „falsch".

In der DBT und in anderen säkularen, spirituell fundierten oder synkretistisch-artifiziellen Therapieformen wie etwa der Initiatischen Therapie finden sich Elemente des Zen und seiner Versenkungstechnik, die sich durch Schlichtheit und „Funktionalität" besonders auszeichnet. Der Buddhismus erweist sich damit als für die säkulare Psychotherapie außerordentlich fruchtbar – was natürlich keine Wertung seiner metaphysischen Ausgangsbasis impliziert.

3.2.4 Humanistische und Transpersonale Psychologie, Initiatische Therapie nach Dürckheim

Im Verlauf des zwanzigsten Jahrhunderts wurde von säkularer Seite aus nicht nur der „psychologische Hintergrund" der Religionen mittels der jeweils eigenen Theorie untersucht (vgl. z.b. Freuds Analyse der christlichen Religion), sondern bedeutende Psychotherapeuten (s. unten) entwickelten auf der Grundlage eigener spiritueller Erfahrung oder Ausbildung neue Schulen, die explizit religiöse Aspekte integrieren. Allerdings erschwert die große Anzahl von Gründerpersönlichkeiten in diesem Bereich sowie das von Schule zu Schule unterschiedliche Ausmaß von religiöser Anleihe, psychologischer Grundlage und „spiritueller Innovation" eine zusammenfassende Darstellung.

Integrative Bestrebungen und „neue Therapien":

Da die Verflechtung durch gegenseitige Bezüge, gemeinsame Quellen oder ähnliche Ziele unter den „neuen Psychotherapien" sehr eng ist, wird hier nicht der Versuch gemacht, lineare Entwicklungen nachzuzeichnen. Namen und dazu gehörende Richtungen sind z.b. Abraham Maslow und Carl Rogers als Vertreter der humanistischen Psychologie, sowie Fritz Perls (Gestalttherapie), Stanislav Grof (Holotropes Atmen), Roberto Assagioli (Psychosynthese) und Karlfried Graf Dürckheim (Initiatische Therapie) als Vertreter der Transpersonalen Psychologie. Diese wird mitunter als „vierte Kraft" bezeichnet neben dem Behaviorismus, der Psychoanalyse und der Humanistischen Psychologie. Aber auch C.G. Jung (Analytische Psychologie) und Alfred Adler (Individualpsychologie), über viele Jahre enge Mitarbeiter und „Schüler" Freuds, teilen dessen antireligiöse Haltung nicht.

Besonders C.G. Jung war, bei aller Diesseitigkeit seiner analytischen Methode, spirituellen Bedürfnissen und spiritueller Begrifflichkeit gegenüber aufgeschlossen. Abraham Maslow und Carl Rogers anerkannten zwar ein „Bedürfnis nach Transzendenz" (z.B. erweiterte Bedürfnispyramide nach Maslow), enthielten sich jedoch der „spirituellen Spekulation". Die Lehren von Wilhelm Reich (Orgontheorie) oder Ken Wilber (Integrale Theorie) dagegen erheben den Anspruch auf eine komplette, ganzheitliche Welterklärung, ihr Gedankengut enthält bereits „esoterische" Züge.

Die Übergänge zur New-Age-Bewegung sind bei den neuen Psychotherapien fließend: „Therapieformen im Bereich des Seelischen sind Seismographen für den ‚Zeitgeist'. ... Der Heilsweg der Initiatischen Therapie profilierte sich im Atomzeitalter. ... Während die technologische Beherrschung des äußeren Kernpotentials die Menschheit mit der Destruktion bedroht, könnte die Aktivierung des ‚inneren Kernpotentials' ein ‚New Age' einleiten, in dem spirituelle Kräfte rettend eingreifen." (Hans Bender, in Müller 1981, S. 7). Sämtliche oben erwähnten Therapien bewegen sich außerhalb der empirischen Wissenschaft und erfordern zur Wirksamwerdung den Glauben der Klienten an ihre Wahrheit. Dies soll hier jedoch ebenso wenig bewertet werden wie die Glaubensinhalte der Religionen.

Es sei erwähnt, dass es nicht nur von psychologischer, sondern auch von religiöser Seite her Bestrebungen zur Integration von säkularer Erkenntnis und spiritueller Weisheit gab und gibt. Im Christentum etwa finden solche Versuche sehr oft unter Nutzung tiefenpsychologischer Erkenntnisse (Psychoanalyse als „geheimer Liebling" der Pastoralpsychologie, Utsch und Frick 2005, S. 86) oder kontemplativer Verfahren statt, letzteres meist inspiriert durch den Zen-Buddhismus. Christliche Ordensleute, die zugleich meditative Praktiken und Philosophie des Zen verbreiten oder verbreitet haben, sind etwa Hugo Makibi Enomiya-Lassalle, Willigis Jäger, Niklaus Brantschen oder Johannes Kopp.

Von Seiten der katholischen Kirche werden solche Versuche in der Regel kritisch gesehen (Vorwurf des Synkretismus, Rede- und Schreibverbot gegen Willigis Jäger 2001). Die „Beliebigkeit" und Offenheit etwa des Zen wird als Einladung zur Verwässerung von Glaubensinhalten betrachtet. Allerdings macht gerade diese Offenheit einen Teil seiner Attraktivität aus: „Durch die Unterscheidung zwischen differenzierter und nicht-differenzierter Welt vermeidet der Buddhismus den Konflikt zwischen Wissen und Glauben. ... So ist er z.B. in Bezug auf die Schöpfung bereit, irgendeine Theorie anzunehmen, die die Wissenschaft vorbringt." (Lassalle 1977, S. 17).

Initiatische Therapie: Anspruch

Die initiatische Therapie (IT) nach Karlfried Graf Dürckheim (1896-1988) ist ein Beispiel aus dem Bereich der Transpersonalen Psychologie, in dem Elemente der humanistischen Psychologie, der Tiefenpsychologie bzw. Psychoanalyse, der körperorientierten Therapieformen sowie des Zen-Buddhismus zusammenfließen. Sie ist im oben genannten Spektrum etwa in der Mitte einzuordnen, d.h. ist weder sehr nah an einer rein empirisch fundierten Psychotherapie noch übermäßig exzentrisch in ihrer Theorie, trotz komplexer Begrifflichkeit.

Ihr Gründer war weit gereister Diplomat, Psychotherapeut und Zen-Lehrer und hat als produktiver Autor bis heute Einfluss auf die Psychotherapie. Seine Fähigkeiten wurden von psychologischer wie von religiöser Seite geschätzt. „Nicht viele Meditationslehrer sind diagnostisch so versiert und finanziell so unabhängig wie Graf Dürckheim es gewesen ist, der manche seiner Schüler mit dem Auftrag abgelehnt hat, zunächst etwas mehr ihre neurotischen Konflikte zu bearbeiten und erst dann wieder zu seinen Meditationskursen zurück zu kommen." (Utsch 2010, S. 30f).

Diese anekdotenhafte Charakterisierung verdeutlicht auch den Anspruch Dürckheims: Nicht „kleine", sondern „große" Psychotherapie ist sein Ziel. Nach Gustav Schmaltz ergibt sich der Unterschied folgendermaßen: „Die ‚kleine Psychotherapie' beschäftigt sich wesentlich mit der Heilung der Neurosen im engeren Sinne ... In der ‚kleinen Psychotherapie' müssen die wesentlichen Komplexe gelöst werden. Gegenstand der ‚großen Psychotherapie' hingegen sind die Bemühungen um die weitere Entwicklung der Persönlichkeit zur Ganzwerdung." (Schmaltz 1951, S. 8f). In diesem Sinne wäre psychologische Psychotherapie von heute als „kleine" Psychotherapie zu betrachten, da sie nicht „normal unglückliche" Gesunde zu „größerer Gesundheit" führt, sondern den manifest Kranken helfen will. Nicht nur den Anspruch auf die Behebung offensichtlicher „Fehler", sondern die Vervollkommnung der Persönlichkeit und die Stiftung von (Lebens)Sinn teilt die IT mit den neuen Psychotherapien und letzten Endes auch mit jeder Religion.

Indikationen:

Die Anleihen bei der Religion bzw. der religionsnahe Charakter der IT werden besonders deutlich bei der Indikationsstellung zur Therapie. Nach Rüdiger Müller leiden die meisten Patienten unter Nöten, „die keine andere Wahl als einen ‚Sprung' in eine andere Wirklichkeit lassen" (Müller 1981, S. 192). Die von Dürckheim selbst genannten Personengruppen umfassen u.a. „Junge Menschen, ‚die nie an etwas geglaubt haben'", „Opfer einer radikalen Psychoanalyse", „gerettete Suicidalpatienten" sowie „Jugendliche mit dem Anschein eines schizophrenen Schubs" (Müller 1981, S. 192ff). Während die

erstgenannte Gruppe nach psychologischer Auffassung wohl mit einem „spirituellen" Problem zu kämpfen hat, ist die zuletzt Genannte primäre Klientel der Psychiatrie. Dürckheim ist jedoch der Meinung, dass es sich hierbei oft nur um Menschen handelt, die in einer schwierigen Phase durch sanfte Hilfe auf den rechten Weg geleitet werden können: „Immer größer scheint die Zahl der Jugendlichen, in denen die Haut, die sie vom Wesen trennt, so dünn ... ist, daß wenig genügt, und es kommt zu einem oft gefährlichen Ausbruch. ... Was nun geschieht, hat zuweilen den Schein eines schizophrenen Schubs. Der junge Mensch führt wirre Reden oder spürt sich plötzlich als Jesus Christus, oder er wird handgreiflich und schlägt um sich und ist anscheinend reif für die psychiatrische Klinik. Wenn er dann wirklich dort landet, als Verrückter aufgenommen und behandelt wird, ist oft eine entscheidende Chance seines Lebens vertan; denn in Wahrheit war es ein Ausbruch seines Wesens, der behutsam hätte in rechte Bahnen geführt werden müssen. ... Sie ... bedürfen des Wissenden, der sie mutig, behutsam und mit Verständnis hinübergeleitet in das ihnen zugedachte eigentliche Leben." (Dürckheim 1972a, S. 28f).
An diesem Beispiel wird die vom Begründer der IT gern gepflegte Umkehr-, Neuerungs- und Heilsrhetorik deutlich. Die „messianische Eigenschaft" des Therapeuten („Sie ... bedürfen des Wissenden") ist auch in schweren Krisen in der Lage, in das „eigentliche Leben" hinüberzubegleiten. Das Konstrukt der „initiatischen Schizoidie" (ein Begriff von Maria Hippius, einer engen Mitarbeiterin Dürckheims) hat mit Sicherheit ein großes Konfliktpotential, da sich hier die etablierte psychologisch-psychiatrische Zuordnung nicht ohne weiteres mit der spirituellen Komponente der IT in Einklang bringen lässt.

Religiöse Anleihen und Bezüge:

Dürckheim belegte seine seit 1951 in Todtmoss-Rütte in „langsamer Evolution" entwickelte Technik und Lehre erst ab 1965 mit dem Adjektiv „initiatisch" (Müller 1981, S. 18f). Er selbst gab keine umfassende Darstellung unter einem Titel „Initiatische Therapie" heraus. Stattdessen behandeln seine Publikationen einzelne Aspekten seiner metaphysischen Anthropologie, und für eine Gesamtbetrachtung des durch Maria Hippius' tiefenpsychologisches Modell (geführtes Zeichnen, graphischer Ausdruck von Gefühlen etc.) ergänzten Konzeptes muss auf Sekundärliteratur zurückgegriffen werden.
In den Initiationsriten etwa der Naturvölker, der Taufe bzw. Konfirmation im Christentum sowie diversen Aufnahmeritualen in Bünde und (Religions)Gemeinschaften sieht Dürckheim eine gemeinsame „Große Tradition ... das in Erfahrungen immer

erneuernde Urwissen um die Bedingungen, unter denen das Sein sich im Menschen verhüllt hat, aber auch um die Bedingungen, unter denen es wiederum in ihm und durch ihn Gestalt gewinnen kann in der Welt. Sie begegnet uns im erleuchteten Wissen der Weisen und der Meister und im Kerngehalt in den Schöpfungsmythen und der Erlösersehnsucht aller großen Religionen." (Dürckheim 1972a, S. 15).

Er erhebt damit für sich nicht den Anspruch auf die „Erfindung einer Technik", sondern sieht sich in der langen Tradition einer universellen Wahrheit, die zu allen Zeiten ganz oder teilweise bekannt war. Besonders fühlt er sich dabei dem Buddhismus verbunden: 1965 spricht er von einer „Psychotherapie im Geiste des Zen" (zit. n. Bitter 1965, S. 196).

Rüdiger Müller war seit 1973 Schüler und Mitarbeiter Dürckheims, und er beschreibt den Anspruch der Initiatischen Therapie folgendermaßen: „Das Angebot der IT führt über den Individuationsprozess, der an einer Tiefen- und ‚Höhenpsychologie' orientiert ist, in der der ‚doppelte Ursprung des Menschen' [vgl. Dürckheims gleichnamiges Werk, Verf.], d.h. seiner Verwurzelung in der irdischen, natürlichen Welt wie auch seine Bezogenheit zur geistigen, himmlischen Dimension berücksichtigt wird. Die Reintegration seiner Bipolarität ist der Beitrag der IT in dieser Zeitkrise. Damit ist ihre Position klar umrissen." (Müller 1981, S. 36).

Tatsächlich ist der hier im Vokabular der IT erläuterte „Abbau von Dualität" ein Motiv, das in vielen weltlichen wie religiösen Philosophien vorkommt. Man denke dabei etwa an den Dualismus von „Selbst" und „Welt" im Buddhismus (vgl. Zen), von „Yin" und „Yang" im Daoismus, von „Welle" und „Teilchen" in der Physik, oder von „Körper" und „Geist" in praktisch der gesamten abendländischen Philosophie. Entscheidend ist, dass der Dualismus in keinem der genannten Beispiele durch einen primitiven Holismus ersetzt werden soll („Alles ist eins"), sondern idealerweise das ganze dualistische Verständnissystem zu transzendieren ist, d.h. die entsprechenden Denk-Arten bestehen gleichzeitig und integriert.

Ein zwar nicht zu transzendierender, aber für die IT dennoch bedeutsamer Dualismus ist der von Dürckheim oft hervorgehobene Gegensatz zwischen „de[m] Körper, den man hat und de[m] Leib, der man als personales Subjekt in dieser Welt ist" (z.B. Dürckheim 1972b, S. 114). Unter dem Körper, den man hat, versteht er dabei den physiologischen Körper aus Fleisch und Blut, während der Leib, der man ist, im Idealfall bereits die Integrations- bzw. Transzendierungsform von Körper, Seele und Geist darstellt. Bei einer „gut eingeleibten" Person arbeiten die inneren Dualismen also nicht mehr gegeneinander, stören keine Widerstände und Verspannungen mehr. „In der Personalen Leibtherapie lernt der Mensch, seine eingefleischten Fehlhaltungen, wie sie sich in psychosomatischen Krankheitsbildern ausdrücken können, wahrzunehmen und auch in Zusammenhang zu bringen mit seinen Verhinderungen im alltäglichen Tun." (Müller 1981, S. 256f).

Am Beispiel der Initiatischen Therapie nach Dürckheim wird deutlich, wie die neuen Psychotherapien eine offensichtliche Bedarfslücke zwischen klassischen und modernen säkular-empirisch fundierten Psychotherapien auf der einen Seite und dem Sinn-Angebot der Weltreligionen auf der anderen Seite schließen. Dies geht notwendigerweise nicht nur mit Anleihen aus dem säkularen und religiösen Bereich einher, sondern auch mit der Schaffung eigener, z.T. religionsnaher Inhalte und Konstrukte, die wiederum ein gewisses Maß an „Glauben" erfordern und sich empirischer Kontrolle entziehen. Dadurch entsteht auch eine gewisse Nähe der IT zu esoterischen Lehren, der New-Age-Bewegung und Sekten/neuen Glaubensgemeinschaften (new religious movements), von denen sie jedoch abgrenzbar sind. Festzuhalten ist, dass auch hier ursprünglich religiöse Inhalte Eingang in eine Form der Psychotherapie gefunden haben.

3.3 Judentum

Vor allem wegen seiner Vorläuferfunktion für die Religionen der geschichtlichen Gottesoffenbarung (Christentum, Islam), seiner langen Entwicklung und der geographisch großen Verbreitung wird das Judentum mit weltweit nur etwa 14 Millionen Anhängern zu den Weltreligionen gerechnet. Der größte Teil der Menschen jüdischen Glaubens lebt in den USA und in Israel, in beiden Ländern je etwa 40% (je etwa 5 Millionen; Jewish Virtual Library 2006). Weitere bedeutende Gemeinden finden sich in Frankreich, Kanada, Großbritannien, Russland und Argentinien. In Deutschland leben derzeit ca. 200.000 Menschen jüdischen Glaubens.

Erwähltheitsidee und Geschichte:

Im Gegensatz zu den östlichen Glaubenssystemen mit einem ewigen Weltgesetz, die entweder keine oder viele Götter kennen, verehrt das Judentum einen einzigen, als allmächtig und von außerhalb der Welt eingreifend wahrgenommenen Schöpfer alles Existierenden. Dieser Gott hat einen Bund mit dem Stammvater des jüdischen Volkes – Abraham - geschlossen, auf den sich das besondere Selbstverständnis und der große Zusammenhalt der Ethnie gründen. Norman Salit, früherer Vorsitzender des Synagogue Council of America, bezeichnete die Juden sogar als das „gotttrunkene Volk" (Salit 1963, S. 695). Dabei lehne das Judentum Andersgläubige jedoch nicht ab.
„Nicht bloß die jüdische Kirche und der Staat Israel, nein, sogar der jüdische Himmel steht den Nichtjuden offen." (Salit 1963, S. 698). Mit der besonderen Stärke des Gottesbündnisses geht die Überzeugung von der Erwähltheit des jüdischen Volkes vor allen anderen einher. „Abraham was promised that he would become the father of a great nation and that his descendants would be as numerous as the dust of the earth and the sand on the seashore. ... The Hebrew Scriptures are understood by the Jewish people as a record (possibly mythical, possibly historical) of how the promise came true and how God guided the Jews to their destiny. ... It must also be remembered that the Scriptures promise that the Jews would be a great people and the rightful owners of the Land of Canaan." (Cohn-Sherbok 2006, S. 1).
Die Geschichte des jüdischen Volkes lässt sich – auch übersichtsweise – hier kaum darstellen. Sie erstreckt sich von ihrem (historisch ungesicherten) Ursprung mit Abrahams Enkel Jakob, der für seinen Ringkampf mit einem Engel den Namen „Israel"

(Kämpfer mit Gott) erhielt, bis zur heutigen Existenz eines Jüdischen Staates desselben Namens. Dazwischen stehen etwa 3000 Jahre voller Widrigkeiten und oft katastrophaler Rückschläge, die die besondere Identität der Juden mit begründen. Will man diese Zeit grob zusammenfassen, so kann man etwa folgende Abschnitte auflisten: Nomadentum semitischer Stämme, Siedlung und Sklaverei in Ägypten, Exodus und Landnahme in Kanaan, Einigung der zwölf Stämme über Richter und Könige zu letztlich zwei Reichen (Israel und Juda), Zerstörung der zwei Reiche durch Assyrer und Babylonier (Babylonisches Exil), Rückkehr und Wiederaufbau und Hellenisierung im Gefolge Alexanders des Großen, Römische Herrschaft und Aufstände, letztliche Zerschlagung des homogenen Siedlungsraums und jüdische Diaspora bis 1945, Holocaust (Shoa) und Staatsgründung Israels (vgl. Jewish Virtual Library 2010b).

Im Gegensatz zu den anderen vorchristlichen und vorislamischen (Stammes)Religionen Vorderasiens hatten schriftliche Überlieferung und die Ablehnung von Bildnissen Gottes im Judentum große Bedeutung, was ihm eine unangreifbare Basis verschaffte. Es war und ist eine stark „intellektuelle" Religion. Dies erlaubte auch im Exil – ohne Tempel und staatliche Organisation – den Erhalt von Stabilität und Kontinuität. Bis heute zeigt das jüdische Leben eine verhältnismäßig „dezentrale" Organisation in dem Sinne, dass allein durch das Lesen der Schriften, die Befolgung der religiösen Regeln und das formelle Feiern der jüdischen Feste innerhalb der Familie konserviert wird, was z.B. im Christentum eine größere Gemeinde und Kirche erfordert. Zu den traditionellen jüdischen Feiertagen gehören Jom Kippur (Versöhnungs- und Vergebungstag), Chanukka (zum Gedenken an den Wiederaufbau des Tempels), Pessach (Erinnerung an den Auszug aus Ägypten) und viele andere (Jewish Virtual Library 2010a). So blieb das Judentum über viele Jahrhunderte in seiner weltweiten Verstreuung (Diaspora) erhalten.

Die Schrift und ihre Lehrer:

Das Studium der Torah, der rabbinischen Literatur, umfasst die in Teilen mit dem Alten Testament des Christentums identische Hebräische Bibel (Tanach), die Diskussionen bedeutender Rabbiner in der Form des Talmuds und andere Quellen. Ein sehr einflussreicher Teil des Talmud, die Mishneh Torah, wurde von dem Rabbi und Heilkundigen Maimonides (auch: Rabbi Moses ben Maimon, Akronym „Rambam", ca. 1138-1204) geschrieben, der ein frühes Beispiel der „Wiedervereinigung" von Priester und Arzt liefert. Maimonides war einerseits theologisch versiert und ein Kenner der griechischen Philosophie, andererseits betonte er auf medizinischem Gebiet die Gleichwertigkeit der seelischen und der körperlichen Gesundheit, „um Jahwe angemessen dienen zu können" (Demling 2004, S. 46).

Kenneth Seeskin hat hierzu einen ausführlichen Beitrag verfasst, in dem er das Verhältnis von Körper und Geist und ihre Ausrichtung auf Gott folgendermaßen beschreibt: „According to Maimonides, all of Jewish law aims at two things: the improvement of the body and the improvement of the soul. The former is in every case a means to the latter. ... In concert with Plato and Aristotle, he holds that like the body, the soul can be diseased or healthy. Just as those with sick bodies seek a physician, those with sick souls need to seek the wise rulers, who are physicians of the soul. ... Also like Aristotle, he stresses that virtue is a habit that can only be developed by practice. A wise ruler will therefore prescribe actions and moral habits that must be repeated until they are no longer burdensome and become part of a person's character. If a person develops the wrong habits and goes to excess, the ruler 'must follow the same course in treating it as in the medical treatment of bodies,' which is to reestablish equilibrium ... Throughout his rabbinic and philosophic works, Maimonides insists ... that it is impossible to love God and achieve the highest levels of concentration if one is sick, undisciplined, or living in fear of bodily harm. ... Like Plato, Maimonides believes in the therapeutic effects of philosophy. ... That is why in addition to the first two commandments, there are 611 others designed to create an environment in which people will have the time, health, and mental facility needed to grasp the truth of monotheism" (Seeskin 2010).

Für Maimonides ist also die seelische Gesundheit sogar wichtiger als die körperliche. Er erkennt an, dass die Seele spezielle Krankheiten haben kann, die die Aufmerksamkeit eines Spezialisten erfordern, und enthält sich einer Verurteilung der psychisch Kranken. Des Weiteren unterscheidet er bereits verhaltens- von einsichtsorientierter Therapie und erkennt ihre jeweilige Berechtigung an (vgl. „virtue is a habit that can only be developed by practice" vs. "therapeutic effects of philosophy"). Auch präventiv müsse man tätig werden; die strikten jüdischen Religionsgesetze seien letztlich genau dazu da (vgl. „to create an environment in which people will have the ... mental facility").

Verdeutlicht man sich die überragende Bedeutung von Maimonides' Denken auf das Judentum – seine „Mishneh Torah" ist der wohl einflussreichste Teil der rabbinischen Literatur bis heute und Pflicht für alle, die sich mit dem jüdischen Schrifttum auseinandersetzen –, so kann man sagen, dass es hier das Judentum selbst ist, das schon sehr früh einen bedeutenden Beitrag zur Entwicklung moderner psychotherapeutischer

Ideen geliefert hat. Maimonides kann bildlich gesprochen als „Vater der Psychosomatik" (Kienzie, zit. n. Demling 2004, S. 46) angesehen werden.

Bis heute sind die jüdischen Rabbiner für ihre Gemeinde in vielerlei Hinsicht die ersten Ansprechpartner. Gerade in den „schamvoll verschwiegenen" Fällen psychischen Gestörtseins ist es Aufgabe der Geistlichen, Hilfe zu leisten. Psychiatrische Erkrankungen werden in der jüdischen Literatur ausgiebig und ohne Vorverurteilung beschrieben. Sie betreffen sogar auch und gerade religiöse Würdenträger: „It is an ongoing theme throughout Hasidic literature. Many of the Rebbes are described as suffering from melancholy. Others have fanciful flights and delusions of grandeur. Some exhibited mania, living far beyond their means, building large courts." (Cohen 2008).

Die Regeln, die Rabbiner beim Umgang mit psychisch kranken Menschen einhalten, könnten Anleitungen für säkulare Therapeuten sein. Zu ihnen gehören u.a. die Wahrnehmung einer Informations- und Unterstützerrolle auch für die betroffene Familie, die Vermeidung von moralischen „Verurteilungen" und der Verzicht auf simplizistische Lösungsvorschläge (Cohen 2008).

Die Beurteilung psychischer Probleme mit spirituellem Bezug (z.B. Wahnerleben) durch Rabbiner unterscheidet sich nach einer Studie der Cornell University nicht grundlegend von der Beurteilung durch Mediziner. Rabbiner können in diesem Kontext durchaus konsultiert werden. „The rabbis and psychologists never differed significantly in their … evaluations of the religious or spiritual problem (mystical experience). … Similarly, although psychologists considered psychiatric medication to be … more helpful for the schizophrenia than did rabbis, both groups recognized medication as very helpful." (Milstein et al. 2000).

Die Kabbalah:

Nicht nur durch Inspiration säkularer Techniken, sondern auch durch gewisse Ausprägungen seiner selbst hat das Judentum seit Jahrhunderten psychologische Erkenntnisse umgesetzt. Die mystische Tradition des Judentums etwa, die Kabbalah, könnte ebenso wie z.B. der Zen-Buddhismus oder der islamische Sufismus (s. dort) als eigene „therapeutische Ausformung" der Religion verstanden werden, auch wenn dies nicht die zugrunde liegende Intention ist. Bedeutendstes Element der Kabbalah sind – wie in den beiden anderen erwähnten Religionen - ihre verschiedenen Meditationsformen.

"Judaism produced one of the more important systems of meditation, and ignoring it is bound to make any study incomplete. Furthermore, since Judaism is an Eastern religion that migrated to the West, its meditative practices may well be those most relevant to Western man. Without a knowledge of Jewish meditative practices, an important link between East and West is lost. This omission is all the more significant in light of considerable evidence that the Jewish mystical masters had dialogue with the Sufi masters and were also aware of the schools of India." (Kaplan 1995, S. vii).

Mit dem Zen-Buddhismus wurde bereits eine nicht-theozentrische religiöse „Meditationsform" und Philosophie betrachtet und mit dem Sufismus eine mystische Richtung einer abrahamitischen Religion. Die „Prinzipien" in der Kabbalah sind sehr ähnlich, deshalb wird hier nicht weiter darauf eingegangen. Beispielsweise findet sich im Zen das Konzept des „Beginner´s Mind" (d.h. eine Haltung ohne Vorurteile und Annahmen), in der Kabbalah gibt es vergleichbar dazu eine „mentality of adulthood" (vgl. Kaplan 1995, S. 8 ff).

Die Tradition jüdischer Gelehrsamkeit erstreckt sich bis in die Gegenwart. Viele jüdische Wissenschaftler des neunzehnten und zwanzigsten Jahrhunderts – gerade in Deutschland und Europa – trugen maßgeblich zur Weiterentwicklung ihrer Fachgebiete bei. Dies betraf klassische Naturwissenschaften ebenso wie etwa die im Aufschwung befindliche Psychologie und Psychiatrie. Bedeutende Namen sind hier z.B. Sigmund Freud, Alfred Adler, Erich Fromm, Viktor Frankl. Auch wenn die Einordnung als „jüdisch" im Falle von Sigmund Freud durch religionskritisches, ja religionsfeindliches Denken konterkariert wird, so liegt doch aufgrund der jeweiligen Biographie und der im Judentum vergleichsweise intensiven und konservierten Religiosität die Vorstellung nahe, dass Sichtweisen und Grundüberzeugungen, die aus jüdischem Glauben gespeist sind, in die psychotherapeutischen Modelle der genannten Protagonisten Eingang gefunden haben. Diesen Überlegungen soll im Folgenden weiter nachgegangen werden.

3.3.1 Das therapeutische Bündnis als Analogie der Gottesbeziehung

Die von den genannten Forschern entwickelten Techniken der Psychoanalyse, der Individualpsychologie und der Logotherapie sind zunächst Einzeltherapien, d.h. der Patient trifft sich mit dem Therapeuten unter vier Augen. Das therapeutische Bündnis ist dabei nicht als begrenzte „Intervention" angelegt, sondern soll in zeitliche wie inhaltliche „Tiefe" führen. Im Falle der Psychoanalyse wird durch eine relativ lange Behandlungsdauer nicht nur eine begrenzte zeitliche „Phase" des Patienten betrachtet und durch die Bewusstmachung des Verdrängten und Unbewussten nicht nur die „Oberfläche" der Persönlichkeit einbezogen. Sigmund Freud sah es als grundlegend an, bei der Betrachtung von Gedanken und Beziehungen des erwachsenen Menschen nicht nur das aktuelle Erleben, sondern auch den prägende Erfahrungsschatz der Kindheit zu berücksichtigen: „Schon in den ersten sechs Jahren der Kindheit hat der kleine Mensch die Art und den Affektton seiner Beziehungen zu Personen des nämlichen und des anderen Geschlechts festgelegt, er kann sie von da an entwickeln und nach bestimmten Richtungen umwandeln, aber nicht mehr aufheben. Die Personen, an welche er sich in solcher Weise fixiert, sind seine Eltern und Geschwister. Alle Menschen, die er später kennenlernt, werden ihm zu Ersatzpersonen dieser ersten Gefühlsobjekte (etwa noch der Pflegepersonen neben den Eltern) und ordnen sich für ihn in Reihen an, die von den ‚Imagines', wie wir sagen, des Vaters, der Mutter, der Geschwister usw. ausgehen." (Freud 1914). Notwendigerweise sind diese prägenden (Beziehungs)Erlebnisse der Kindheit nicht in wenigen Sitzungen oder in einem kurzen Gespräch zu durchleuchten.

Die Rollenverteilung in der Therapie:

Die Psychoanalyse und die darauf aufbauenden tiefenpsychologischen Methoden zeichnen sich durch große Intimität des besprochenen Inhalts sowie die potentielle Machtposition des Therapeuten aus. Oft erleben die aufgrund ihrer Erkrankung, sozialen Umstände und situativen Rolle „unterlegenen" Patienten den Analytiker als abgeklärt, stark und als lebenshilfliche wie moralische Instanz. Die Vater-Übertragung gehört zu den fast obligat auftretenden Vorgängen in der Psychoanalyse, die Figur des Vaters ist nach Freuds Theorie Ursprung und Korrelat der Figur „Gott": „Der kleine Knabe muß seinen Vater lieben und bewundern, er scheint ihm das stärkste, gütigste und weiseste aller Geschöpfe; ist doch Gott selbst nur eine Erhöhung dieses Vaterbildes, wie es sich dem frühkindlichen Seelenleben darstellt." (Freud 1914).

Annemarie Dührssen, die für die Aufnahme der analytischen Psychotherapie in den Leistungskatalog der deutschen Krankenkassen maßgeblich mitverantwortlich war, stellte diese Merkmale nochmals pointiert dar: „Der Patient erhält zu Beginn der Analyse Instruktionen, Anweisungen oder gar Verbote (etwa die Abstinenzregel). Es wird ein Bund, ein ‚Arbeitsbündnis' mit dem behandelnden Analytiker angestrebt. Die Befolgung der Regeln, die der Analytiker gegeben hatte, die Bereitschaft zum Arbeitsbündnis mit dem Therapeuten und die gleichzeitig für den Ablauf der Therapie immer benötigte Bereitschaft des Patienten, sich unter Assistenz eines anderen zu entwickeln und schließlich selbst zu helfen, wurden zu Grundelementen einer psychoanalytischen Behandlung." (Dührssen 1978). Es finden sich in der Psychoanalyse also einerseits die Merkmale einer gehorsamen, fast unterwürfigen (Gottes)Beziehung, andererseits aber auch die freiheits- und selbsthilfebetonenden Aspekte, die zum „Kriterium der Selbstständigkeit" (Jones, zit. n. Dührssen 1978) passen.

Als wesentlicher Ausgangspunkt und wichtige Inspiration der Psychoanalyse wird im Allgemeinen der Fall der als „Anna O." kodifizierten Patientin Bertha Pappenheim angesehen. Diese hatte im Zusammenhang mit der schweren Erkrankung und dem Tod ihres Vaters psychische Symptome entwickelt, welche sich nur schwer in ein diagnostisches Schema bringen ließen (Amnesien, Depressionen, Aphasien, Neuralgien, Essstörungen, Dissoziationen, Paresen, Sehstörungen, Halluzinationen u.a.). Das Beschwerdebild enthält aus heutiger Sicht Elemente der Konversionsstörung, PTSD und schizoaffektiven Psychose. Damals jedoch wurden entsprechende Patientinnen mit dem (Vor)Urteil der „Hysterie" belegt, wodurch für die Medizin sowohl die Ursache – „speziell weibliche" Befindlichkeiten - als auch die väterlich-überlegene Position des Therapeuten zementiert wurden.

Interessanterweise hatte zwar der behandelnde Arzt, Josef Breuer (s. unten), keinen Bezug zum Judentum, die *Patientin* in diesem für die Psychoanalyse so bedeutenden Fall war jedoch gläubige Jüdin und kritisierte als Gründerin und Präsidentin des jüdischen Frauenbunds unter anderem das Frauenbild in der jüdischen Religion, hatte also zuvor sowohl den jüdischen Bundesgedanken als auch die patriarchalische Familienstruktur ihrer Religion verinnerlicht. Dass sie sich Hilfe erhoffte aus einem therapeutischen Bündnis, das diese Beziehungen widerspiegelt, erscheint verständlich. Freud nutzte dieses „patriarchalische" Element schließlich ebenfalls für seine Theorien; die Psychoanalyse ist davon geprägt.

Eine weitere durch Freuds Falldarstellung bekannt gewordene Frau ist die als „Dora" kodifizierte Ida Bauer, die nichtjüdischen Glaubens war und eine sehr starke Bindung an ihren Vater hatte. Zu ihren Beschwerden zählten eine psychogene Aphonie, sozialer Rückzug, Männerhass und Lebensmüdigkeit. Freud konnte eruieren, dass sie von einem Freund der Familie sexuell bedrängt wurde. Jedoch galt seine Aufmerksamkeit dabei nicht der Grenzübertretung des Mannes, sondern der Unfähigkeit des Opfers, dabei Lust zu empfinden: „Herr K. ... kam dann zurück, und anstatt durch die offene Türe hinauszugehen, preßte er plötzlich das Mädchen an sich und drückte ihm einen Kuß auf die Lippen. Das war wohl die Situation, um bei einem 14jährigen unberührten Mädchen eine deutliche Empfindung sexueller Erregtheit hervorzurufen. Dora empfand aber in diesem Moment einen heftigen Ekel ..." (Freud 1905a).

Diese Beurteilung der Situation durch Freud hat seither v.a. von feministischer Seite viel Kritik eingetragen. Sie ist bezeichnend einerseits für das Verständnis Freuds von väterlich-männlicher Autorität, andererseits für die Machtposition des Therapeuten in der Psychoanalyse. Beispiele der Ausnutzung dieser Machtposition finden sich in der weiteren Geschichte der Psychoanalyse zahlreich – am bekanntesten vielleicht in C. G. Jungs Beziehung zu seiner Patientin Sabina Spielrein, die man heute als klaren Bruch der professionellen Ethik auffassen würde.

Es ist bemerkenswert, dass gerade die Methode, die von den Angehörigen einer ihre Gotteskindschaft und ihren Bund mit Gott betonenden Religion entwickelt wurde, auf einem derartigen Vertrauensverhältnis basieren. Auch die Verbreitung der Methode ist großenteils auf die Arbeit jüdischer Therapeuten und Autoren zurückzuführen. Sigmund Freud und ein maßgeblicher Teil seiner zeitgenössischen Schüler waren jüdischen Glaubens, die zeitweilige große Bedeutung der Psychoanalyse für die nordamerikanische Psychotherapie ist wesentlich dem Exodus jüdischer Analytiker zuzuschreiben. Dabei ist auch interessant, dass in den USA unter den Psychotherapiepatienten, besonders den analytisch behandelten, Juden überrepräsentiert waren (Demling 2004, S. 46). Wenn man davon ausgeht, dass die Art der therapeutischen Beziehung ein Kernelement der Psychoanalyse ist und hier ein (unbewusster?) Zusammenhang besteht, dann hätte die jüdische Religion einen bedeutenden Beitrag zu einem säkularen Verfahren geliefert.

3.3.2 Die Psychoanalyse und ihr spiritueller Hintergrund

Die Ideen Sigmund Freuds (1856-1939), obwohl oft angefeindet und im Detail wieder fallengelassen, haben die Entwicklung der Psychotherapie im zwanzigsten Jahrhundert maßgeblich geprägt. Die „erste Wiener Schule der Psychotherapie" wurde zwar in vieler Hinsicht kritisiert, bleibt jedoch bis heute als Theorie einflussreich und hat zahlreiche andere Methoden befruchtet. Die Religion als Motiv und Thema hat in Freuds Arbeiten trotz – oder gerade wegen – seiner Opposition zu ihr einen hohen Stellenwert. Zwar widersetzt er sich ihrem Wahrheitsanspruch und führt wissenschaftlich-nüchterne Gründe für ihre Entstehung an, doch bezweifelt er nicht ihre große Bedeutung für den Einzelnen und die Gesellschaft.

Auch wenn Freud im Laufe seines Lebens zum kämpferischen Atheisten wurde, so hat er doch die Bedeutung des Judentums für sich persönlich immer betont. Seine Frau, Martha Bernays, stammte aus einer angesehenen Rabbiner- und Gelehrtenfamilie. Die Trauung wurde nach jüdischem Ritus durchgeführt. Nicht zuletzt vor dem Hintergrund des wachsenden Antisemitismus war sich Freud seiner jüdischen Identität immer bewusst. In einem Interview im Jahr 1926 äußerte er sich folgendermaßen: „Meine Sprache ist deutsch. Meine Kultur, meine Bildung sind deutsch. Ich betrachtete mich geistig als Deutschen, bis ich die Zunahme des antisemitischen Vorurteils in Deutschland und Deutschösterreich bemerkte. Seit dieser Zeit ziehe ich es vor, mich einen Juden zu nennen." (nach Gay, zitiert in Kaufhold und Wirth 2008).

Sein Ansehen unter der jüdischen Bevölkerung litt unter seinen antireligiösen Publikationen und Vorträgen nicht. In einem Brief an Arthur Schnitzler – ebenfalls im Jahr 1926 – findet sich hierzu diese etwas amüsierte Bemerkung: „Die Juden haben sich von allen Seiten und aller Orten mit Begeisterung meiner Person bemächtigt, als ob ich ein gottesfürchtiger großer Rabbi wäre. Ich habe nichts dagegen, nachdem ich meine Stellung zum Glauben unzweideutig klargelegt habe, das Judentum bedeutet mir noch sehr viel affektiv." (nach Gay, zit. in Kaufhold und Wirth 2008).

Die Entstehung der Psychoanalyse:

In intensiver Zusammenarbeit mit dem befreundeten Arzt Josef Breuer und unter Nutzung dessen „kathartischer Methode" der Psychotherapie entwickelte Freud in Wien um 1896 einen ersten Entwurf der Psychoanalyse. Dabei ging er ebenso wie Breuer davon aus, dass bereits durch das Wiedererinnern und Berichten der für die Krankheit ursächlichen (Kindheits)Erlebnisse eine Besserung erzielt werden könne. Seine Ansichten zur Genese von Neurosen und „Hysterien" – zu diesem Zeitpunkt noch vor allem als Ergebnis sexueller Traumatisierung oder Entbehrung verstanden – stellte er im Jahr 1905 für seine Fachkollegen folgendermaßen dar:

„Hier ist vielleicht der Platz für eine weitere Bemerkung. Ich weiß, daß meine Betonung der Rolle des Sexuellen für die Entstehung der Psychoneurosen in weiteren Kreisen bekanntgeworden ist. ... Es mag auch manchen Ärzten so ergangen sein, daß ihnen als Inhalt meiner Lehre vorschwebt, ich führe die Neurosen in letzter Linie auf sexuelle Entbehrung zurück. An dieser fehlt es nicht unter den Lebensbedingungen unserer Gesellschaft. ... Die Sache liegt aber anders. Die sexuelle Bedürftigkeit und Entbehrung, das ist bloß der eine Faktor, der beim Mechanismus der Neurose ins Spiel tritt; bestünde er allein, so würde nicht Krankheit, sondern Ausschweifung die Folge sein. Der andere, ebenso unerläßliche Faktor, den man allzu bereitwillig vergißt, ist die Sexualabneigung der Neurotiker, ihre Unfähigkeit zum Lieben, jener psychische Zug, den ich ‚Verdrängung' genannt habe. Erst aus dem Konflikt zwischen beiden Strebungen geht die neurotische Erkrankung hervor" (Freud 1905b).

Die Sexualität, als einer der „primitivsten" menschlichen Triebe, bildet zur Selbsttranszendierung und zur Religion den wohl markantesten Gegensatz. Freuds lebenslange Fixiertheit gerade auf diesen Aspekt brachte demzufolge ihm und seiner Theorie besonders die Feindschaft der Kirchen ein. Zu den Vorwürfen gehörte etwa der „Pansexualismus", die Reduzierung allen menschlichen Verhaltens auf sexuelle Motive. Tatsächlich scheint es Freud ein besonderes Anliegen gewesen zu sein, spirituelle Inhalte mit seinen Mitteln zu „erklären"; der Glaube hat ihn mehr beschäftigt als die meisten „offen Gläubigen". Dies zeigt sich in den zahlreichen rationalisierenden Erwähnungen der Religion in seinen Werken, der Rückführung der Person Gottes auf die Person des menschlichen Vaters (s.o., z.B. Freud 1914) und auch in den seine Sicht auf die Religion zusamenfassenden Spätwerken „Die Zukunft einer Illusion" (1927) und „Der Mann Moses und die monotheistische Religion" (1939).

Die Erben Freuds:

Die Kritik Freuds an Religion und Kirche lässt sich bei seinen Schülern und Nachfolgern in dieser Form nicht mehr finden. Alfred Adler (1870-1937), der Begründer der „zweiten

Wiener Schule der Psychotherapie" (Individualpsychologie), ist hierfür ein Beispiel. Ebenfalls der jüdischen Religionsgemeinschaft zugehörig – obwohl „entschieden ungläubig, total glaubenslos" (Manes Sperber, zit. in Kolbe 1986, S. 49) –, versucht er, auch religiöse Kreise für seine Ideen zu gewinnen und kann Religion als Vorstufe zur Verwirklichung der „Gemeinschaftsidee" akzeptieren. Eine „analysierende Zergliederung" (Kolbe 1986, S. 78) des Menschen im Stile Freuds lehnt er ab. Im Zentrum der Individualpsychologie steht nicht mehr der sexuelle Trieb oder der Ödipuskomplex, sondern das „Erleben der Minderwertigkeit" und deren Über- oder Unterkompensation. Aus dieser Grundannahme ergibt sich nun zwar kein prinzipieller Konflikt mit der Kirche mehr, doch auch Alfred Adler will spirituelle Inhalte wissenschaftlich erklären bzw. begreift sie als Ursache für psychopathologisches Geschehen. Der rigide Neurotiker mit seinem starren Gottesbild ist für Adler „ans Kreuz seiner Fiktion geschlagen" (Alfred Adler, zit. in Kolbe 1986, S. 82).

C. G. Jung (1875-1961) steht in der historischen Entwicklung der Psychoanalyse für einen Paradigmenwechsel. Als Sohn eines evangelischen Pfarrers entstammt Jung einem anderen konfessionellen Hintergrund, und im Gegensatz zu den vorher genannten Analytikern berichtet er von intensiven Träume und Visionen religiösen Inhalts, die ihm zeitlebens widerfuhren; die farbenprächtigen Illustrationen seines „roten Buches" (eine Mischung aus Notiz-, Tage- und Traumbuch) sind hierfür beredtes Zeugnis (Jung 2009). Zwar wird er durchaus zu einem Kritiker der christlichen Dogmatik, ihrer Art, „die unsäglichen Gefühle mit abgeschmackten Sentimentalitäten zu profanieren" (C. G. Jung, zit. in Kolbe 1986, S. 151). Aber die Existenz einer menschlichen Seele, als „Organ" für die Gottesschau, und die Fähigkeit zur Transzendenz stehen für ihn außer Frage. „Jungs ‚Analytische Psychologie' basiert auf der Wirklichkeit der Seele ... Sie ist der Ort, an dem der Mensch Gott schaut." (Kolbe 1986, S. 163f).

C. G. Jung wurde inspiriert und oft auch gequält von seinen inneren Bildern und Visionen, sie sind die Grundlage seiner Theorien. „My entire life consisted in elaborating what had burst from the unconscious and flooded me like an enigmatic stream and threatened to break me." (Jung 2009, Einbandzitat von 1957). Er prägte viele innovative, gelegentlich auch seinen inneren Bildern (vgl. das „rote Buch") entnommene Begriffe. Sein psychologisches Modell arbeitet mit Begriffen wie „Komplexe", „Schatten" (verdunkelte Persönlichkeitsanteile), „Archetypen" und dem „kollektiven Unbewussten". Die Lehre und therapeutischen Ansätze Jungs erhalten damit einen durchaus

„spirituellen" Charakter. Ziel der Therapie ist die „Individuation" (vgl. die Initiatische Therapie), d.h. ein ganzheitlicher Prozess, welcher „die Entwicklung der individuellen Persönlichkeit zum Ziel hat" (C. G. Jung, zit. in Kolbe 1986, S.160). Dabei wird notwendigerweise auch die Religion des Patienten zum Thema. Bekannt ist die Aussage Jungs: „Unter allen meinen Patienten jenseits der Lebensmitte, das heißt jenseits 35, ist nicht ein einziger, dessen endgültiges Problem nicht das der religiösen Einstellung wäre …" (Jung 1963, S. 362).

Der wiederum jüdische Begründer der „dritten Wiener Schule der Psychotherapie" (Logotherapie) Viktor E. Frankl schließlich stellte die Suche nach dem Sinn, den „Kampf gegen den Nihilismus" (Kolbe 1986, S. 212) ganz in den Mittelpunkt seiner Arbeit. Er kritisiert den Psychologismus in den Arbeiten Freuds und Adlers, der „im Menschen letztlich die Automatie eines seelischen Apparates" (V. E. Frankl, zit. in Kolbe 1986, S. 215) am Werk sieht. Als Überlebender mehrerer Konzentrationslager (u.a. Auschwitz), der die Ermordung seiner Familie und die Zerstörung seines Werkes (Manuskript „Ärztliche Seelsorge") erfahren musste, weiß er um die Notwendigkeit eines Lebenssinns, der den Menschen antreibt: „… daß Menschsein heißt, immer schon über sich selbst hinaus und auf etwas gerichtet sein, das nicht wieder es selbst ist" (Frankl, zitiert in Kolbe 1986, S. 219). (Lebens)Lust entsteht für ihn nicht aus der Befriedigung niederer Bedürfnisse, sondern als Nebeneffekt Sinn-voller Betätigung. „Im Vollzug dieses Sinns empfindet der Mensch dann Lust, Glück und Befriedigung" (Kolbe 1986, S. 221).

Das Transzendenzstreben und –bedürfnis des Menschen ist es auch, was Frankl zu einer insgesamt positiven Beurteilung der Religion veranlasst: „Mag die Religion ihrer primären Intention nach auch noch so wenig um so etwas wie seelische Gesundung oder Krankheitsverhütung bemüht und bekümmert sein, so ist es doch so, dass sie per effectum - und nicht per intentionem! - psychohygienisch, ja psychotherapeutisch wirksam wird." (Frankl 1983, S. 219). Die Art und Weise, wie ein Mensch Sinn „für sich" oder „in etwas" finden kann, ist Gegenstand der Logotherapie und Existenzanalyse. Sie ist Therapie und Hilfe für den „aktiv um Sinn Ringenden", der vom „Willen zum Sinn" angetrieben wird (Frankl, zitiert in Kolbe 1986, S. 220; vgl. hierzu auch Biller und Stiegeler 2008, S. 531-541).

In der Entwicklung der Psychoanalyse und unter den fortexistierenden Schulen findet sich ein weites Spektrum an Einstellungen gegenüber Religion und Spiritualität - vom kühlen Psychologismus Freuds über Jungs „bildgewaltige" Seelentheorie bis zu Frankls Sinn-gerichteter Lebensbejahung. Während dabei unterschiedliche Ansichten über den Wahrheitsgehalt religiöser Dogmen bestehen, sind sich jedoch alle Analytiker einig in der Anerkennung der großen Kraft und Bedeutung religiöser Motive für den Einzelnen. Der persönliche Glaube oder Unglaube wird in jeder der Therapien früher oder später zum Thema, und jeder der Begründer der großen psychoanalytischen Schulen hatte hier profunde Kenntnis, Interesse und prägenden familiären Bezug, der in seine Theorien hineinspielte.

3.4 Christentum

Das Christentum, ursprünglich eine kleine jüdische Sekte, ist heute mit über zwei Milliarden Anhängern die größte Religion der Erde (Hunter 2010b). Wie auch die anderen großen Religionen besitzt das Christentum keine einheitliche Organisation. Es findet sich eine sehr große Anzahl von Glaubensbekenntnissen, darunter die katholische Kirche (die größte religiöse Körperschaft der Welt, 1100 Mio.), die Orthodoxe Kirche (225 Mio.), die Anglikanische Kirche (77 Mio.), die Evangelische Kirche in Deutschland (27 Mio.) sowie viele kleinere Gruppierungen wie Adventisten, Jehovas Zeugen, Mormonen, Methodisten usw., vor allem in den USA (Hunter 2010c).

Voraussetzungen und Geschichte:

Die Gründe für den letztendlichen Siegeszug und die große Verbreitung des Christentums sind vielfältig. Der von Jesus von Nazareth verkündete „neue Bund" Gottes mit den Menschen etwa bewirkte die Loslösung des Glaubens von der jüdischen Ethnie. Die im Vergleich zur jüdischen Tradition sehr unkomplizierten Forderungen an Glaube und Handeln des Einzelnen erleichterten die Verkündigung der „frohen Botschaft". „Judaism could not become a world religion without agonizing changes in its teaching and organization. ... Then, too, there was the obstacle of circumcision, on which no compromise seemed possible within the Judaic framework; and the monstrous ramifications of a legal system which had elaborated itself over many generations. The Jewish scriptures, formidable in bulk and often of impenetrable obscurity, gave ... bread and butter for a proliferating clergy and an infinite series of traps for the righteous. The ultimate success of a Gentile mission would depend on the scale and hardihood of the demolition work carried out on this labyrinth of Mosaic jurisprudence." (P. Johnson 1995, S. 13f).

Darüber hinaus bildete das Römische Reich mit seinem über die Jahrhunderte hin „morsch gewordenen" Götterglauben einen guten Nährboden für das Christentum. Der römische Staatskult und die griechischen Kulte waren zu einer rituellen Hülle verkommen, und die Bevölkerung war neuen Kulten gegenüber aufgeschlossen. „So the religious scene was moving, progressing all the time. What it lacked was any kind of stability. It became increasingly less likely that an educated man would support the cult of his parents, let alone his grandparents; or even that he would fail to change his cult once, perhaps twice, in his life. And, perhaps less noticeably, the cults themselves were in constant osmosis." (P. Johnson 1995 S. 8f).

Trotz anfänglicher Verfolgung des neuen Glaubens entwickelte er sich in wenigen Jahrhunderten zur dominanten Religion des Imperiums. Man spricht in diesem Zusammenhang z.b. von der Konstantinischen Wende, gekennzeichnet durch die Mailänder Vereinbarung im Jahr 313 („Toleranzedikt"), und der Etablierung von Staatsreligion und Reichskirche unter Kaiser Theodosius (379 bis 394). Die Geschichte des Christentums lässt sich grob unterteilen in das Urchristentum, das noch unter dem unmittelbaren Eindruck der apostolischen Mission stand, die Zeit von Christenverfolgung, theologischer Auseinandersetzung und Konsolidierung, die Zeit der römischen Reichskirche und damit christlicher Vorherrschaft (4./5. Jhd.), die Zeit der zunehmenden Missionierung und Christianisierung Ost- und Westeuropas, das große morgenländische Schisma (1054, als späte religiöse Analogie der politischen Reichsteilung 395), die Zeit der Kreuzzüge (1195 bis 13. Jhd.), die Reformation und die Türkenkriege (14.-16. Jhd.) sowie neuzeitliche Entwicklungen wie die Phase der Hexenverfolgung (17./18. Jhd.), die Konsolidierung der Nationalstaaten, die Kirche im Dritten Reich, sowie diverse Öffnungs- und Anpassungsvorgänge in den letzten Jahrzehnten (Fortschritte in der Ökumene, Anerkenntnis geschichtlicher Verfehlungen, stärkere Einbeziehung von Laien, Ansprechen globaler sozialer und ökologischer Probleme etc.). (Geschichtliche Daten bei P. Johnson 1995).

Das Christentum war ursprünglich eine ausgesprochen endzeitlich-apokalyptische Bewegung. Im Gefolge der Werke des als Messias der jüdischen Prophezeiung angesehenen Jesus Christus („der Gesalbte") erwarteten seine Anhänger noch zu ihren Lebzeiten den jüngsten Tag und das letzte Gericht. Entsprechend gewaltig war die religiöse Durchdringung des täglichen Lebens dieser Urchristen, und Lebensformen wie die frühchristliche „Kommune" waren als angenommene Übergangslösung leicht zu ertragen.

„Der Anspruch, Kern des eschatologischen Gottesvolkes zu sein, hat unmittelbar zur Folge, daß sich die Gemeinde beauftragt wußte, die ekklesia tou theou im Namen Christi zu versammeln. Die Gemeinde verstand sich nicht als kleine, abgekapselte Gruppe, als 'heiliger Rest' in statischem Sinne, sondern als Zentrum einer auf ganz Israel bezogenen Sammlungsbewegung, die sich angesichts des nahen Endgeschehens vollzog ... Der nicht zufällig aramäisch überlieferte Gebetsruf 'Maranatha' (1 Kor 16,22; Did 10,6; vgl. Apk 22,20) 'Unser Herr, komm!' zeigt, wie hier das Endgeschehen als durch Christus ermöglichtes Rettungsgeschehen den Horizont für die sich im Namen des Herren versammelnde ekklesia tou theou bildete" (Koch, zit. in Frohnhofen 2010). Mit dem Rückgang der eschatologischen Endzeiterwartung und der Aussicht auf ein ewiges Leben erst nach dem Tod wandelte sich der Charakter der neuen Religion. Die Konzentration auf das „diesseitige Leben" und weltliche Geschäftigkeit in Verbindung mit der Lehre Jesu versetzten das Christentum in die Lage, sich zu verbreiten und schließlich „staatstragend" zu werden.

Jesus als Psychotherapeut:

Im Gegensatz zur jüdischen Erwartung an den „Messias" erwies sich Jesus Christus nicht als militärischer Anführer, der die weltliche Herrschaft der Römer beenden wollte, sondern als armer Wanderprediger. Er hatte zwar durchaus eine „gesellschaftliche Agenda", doch der Großteil seines Wirkens bestand im Umgang mit leidenden, zweifelnden, kranken, Sinn suchenden Mitmenschen. Ihnen vermittelte er sein Verständnis eines liebenden Gottes, wobei er sich einfühlsam, aber auch sprachgewandt zeigte. Er beschränkte sich nicht auf das „Referieren" von religiösen Gesetzen und Anforderungen, sondern deutete in Gleichnissen (z.b. „der barmherzige Samariter", Lukas 10,25-37) die Probleme der Menschen so, dass sie sich darin wiederfanden („So gehe hin und tue desgleichen!", Lukas 10,37). Eine gewisse Transferleistung und Interpretation seitens der Zuhörer war dabei beabsichtigt; durch diesen tiefenpsychologischen Aspekt entfaltete sich die „Wirkung" erst richtig.
In der modernen Theologie ist die Wahrnehmung der Gleichnisse Jesu als „Therapie" verbreitet, und viele Theologen arbeiten psychotherapeutisch und nutzen die Gleichnisse Jesu therapeutisch in ihrer Seelsorge. (Wolff 1990, Jaschke 1990b). Dabei zeigt sich auch wieder die große Bedeutung der Psychoanalyse bzw. Tiefenpsychologie als „geheimer Liebling" (Utsch und Frick 2005, S. 86) christlicher Therapie. „Dies ist gewiss keine billige Scheinmodernität, kein modernisierender Aufputz wesensfremder Art, Jesus unter genanntem Aspekt zu sehen. Denn hier vollzieht sich ja tatsächlich, was wir heute Psychotherapie nennen würden, und zwar größten Stiles und schlechthin gültiger Art, von der wir als moderne wissenschaftliche Therapeuten sogar einiges Entscheidende noch zu lernen haben." (Wolff 1990, S. 10).
Zu dieser „schlechthin gültigen Art" (d.h. zeitlosen Prinzipien) gehört neben der tiefenpsychologischen, deutenden Technik u.a. die auch von Jesus gestellte Kardinalfrage

„Willst du gesund werden?" (d.h. „hast du Leidensdruck und bist du auf eigenen Wunsch hier?", Wolff 1990, S. 17f) und die Betonung des „Tuns" und „Trainings" als entscheidendes Zielkriterium. „Bei Jesus stehen immer zusammen: ‚lehren und tun', ‚hören und tun', ‚glauben und tun' und so weiter. … Und bei all diesem Nachdruck auf dem Tun geht es nicht um Prinzipien, um Legalismus oder gar geschäftige Veräußerlichung, sondern um spontane Selbstverwirklichung." (Wolff 1990, S. 105f).

Neben diesen auch intuitiv nachvollziehbaren „Therapieregeln" lassen sich auf der Grundlage der christlichen Lehre auch komplexere Theorien aufstellen. Diese fokussieren sich meist auf Qualität und Einfluss der Gottesbeziehung. Ein Beispiel hierfür wäre die Unterteilung des menschlichen Lebens in „Das Leben ohne Gesetz", d.h. ein Zustand ohne oder *vor* einer Gottesbeziehung (oder in einer negativ besetzten Gottesbeziehung), die „Gesetzlichkeit des Menschen", d.h. ein Zustand in Kenntnis und Kontakt zu Gott, sowie die „Gottesbeziehung unter der Gnade", d.h. ein positives, gütiges Gottesbild (Scharrer 1984, S. 116f). Das Gottesbild bzw. die Beziehung kann auch noch weiter operationalisiert sowie hinsichtlich ihres Einflusses untersucht werden. Für Patienten in psychiatrischen Kliniken ist dies etwa von Murken versucht worden (zu „Gottesbild" vgl. auch Murken 1998, S. 29-34).

Am einprägsamsten und einflussreichsten bleiben trotz aller Theoriebildung dennoch die Gleichnisse Jesu und die Erzählungen aus seinem Leben. Jaschke etwa konzentriert sich in seinem Buch „Psychotherapie aus dem Neuen Testament" vor allem darauf und nutzt den biblischen Originaltext als lebenshilfliche Anleitung. „In jedem Gottesdienst sprechen wir Katholiken vor Kommunionempfang: ‚Herr, ich bin nicht würdig, dass du eingehst unter mein Dach; aber sprich nur ein Wort und so wird meine Seele gesund.' … dieser Satz [stammte] aus der Geschichte von der Heilung des Knechtes des Hauptmanns von Kapharnaum …Die Tiefenpsychologie ist gleichsam das Instrument, das mir hilft, mich überhaupt im Knecht des Hauptmanns und den vielen anderen Gestalten wieder zu erkennen, die Jesus um Hilfe bitten." (Jaschke 1990b, S. 7f).

Über die genannten tiefenpsychologischen Aspekte und das „Lernen am Modell" hinaus finden sich im Wirken Jesu auch „kognitive" Anklänge. Jesus Christus lehrt: „Denket um!" (griech.: „metanoeite!"). Auch in der kognitiven Verhaltenstherapie geht es um ein „Anders-Denken", als Basis für eine Verhaltensänderung.

Schrift und Lehre:

Der Schriftenkanon des Christentums erweitert die zugrunde liegende hebräische Bibel (Tanach, lat. Septuaginta), die weitestgehend zum Alten Testament (AT) wird, um das Neue Testament (NT). Dieses umfasst die vier Evangelien, die Apostelgeschichte, die Paulusbriefe, die Pastoralbriefe u.v.m. Einige Texte wie z.b. die Offenbarung des Johannes, der zweite Brief des Petrus und andere wurden in ihrer Authentizität und Weisungskraft angezweifelt, allerdings meist nur in einer oder wenigen der christlichen Konfessionen. Der jeweils offizielle Textumfang wurde im Laufe der Entwicklung des Christentums vielfach neu diskutiert.

Der für die meisten Christen verbindliche Glaubensinhalt umfasst die vom alten Bund mit dem jüdischen Volk ausgehende Erweiterung des „Gnadenangebots" Gottes auf die übrige Menschheit durch den Kreuzestod seines Sohnes Jesus Christus, die Erlösertat zur stellvertretenden Tilgung der (Erb)Sünde. Damit einhergehend erwartet den Gläubigen nach dem Tod ein ewiges Leben in der Gegenwart Gottes und Vollkommenheit. Die um diese zentralen Glaubensinhalte entstandene Liturgie, Dogmatik und kirchliche Hierarchie sind bis heute Anlass zur Uneinigkeit. Diskussionspunkte, die immer wieder Gegenstand ökumenischer Bischofskonzile (z.B. Konzile von Nicäa, Konstantinopel, Ephesos, Chalcedon) oder von Kirchenspaltungen (Schismen) waren, sind etwa das Konzept eines Fegefeuers (West- vs. Ostkirche), der Primat des Papstes, die Bedeutung der Erbsünde (Anhalten vs. Tilgung durch Kreuzestod Jesu, Taufe etc.), die Dreieinigkeit Gottes (vgl. Arianismus, Filioque-Streit u.a.), die Wesensnatur Jesu Christi sowie seine Realpräsenz in der Eucharistie (Verständnis der Transsubstantiationslehre [physische Umwandlung von Brot und Wein zu Fleisch und Blut Christi] im Protestantismus).

Die organisierte Religiosität der christlichen Kirchen wirkt auf den Gläubigen auf vielerlei Weise ein. Neben dem ursprünglich obligaten, allwöchentlichen Sonntagsgottesdienst zieht sich eine Reihe von Festen durch das Liturgische Jahr. Zu diesen gehören die Festkreise Weihnachten (Advent, Hochfest der Geburt des Herrn etc.), Ostern (Aschermittwoch, Fastenzeit, Karfreitag, Ostern, Pfingsten etc.) und der Jahreskreis (Fronleichnam, Mariae Himmelfahrt, Erntedank, Allerheiligen etc.). Jedes der christlichen Feste hat damit Bezug zu universellen menschlichen Erfahrungen (Geburt, Familie, Leid, Tod, Ernte und Arbeit etc.). Während sich die Feste des Judentums meist um das geschichtliche Erleben des jüdischen Volkes drehen, stellt das Christentum das

Leben Jesu in den Mittelpunkt. Als konkrete, trotz göttlichen Charakters zutiefst menschliche (und damit leidende) Person ist Jesus Christus Beispiel und Vorbild.

Die von geistlichen Vertretern der Kirche ausgeübte, speziell an den einzelnen Gläubigen im vertraulichen Gespräch gerichtete Hilfe ist die Seelsorge. Der Begriff „Seelsorge" ist nicht einheitlich definiert. Es besteht aber weitgehender Konsens, dass es sich um ein helfendes Gespräch im kirchlichen Kontext handelt. Man könnte Seelsorge auch bezeichnen als ein motiviertes Bemühen um den Menschen in seiner Ganzheitlichkeit und dessen Beziehung zu Gott. Das Selbstverständnis der christlichen Seelsorge hat sich im Laufe des 20. Jahrhunderts weiter gewandelt (Demling 2004, S. 42 ff.). Während etwa der evangelische Theologe Eduard Thurneysen die Seelsorge als die „Verkündigung des Wortes Gottes an den Einzelnen" (Thurneysen, zitiert nach Utsch und Frick 2005, S. 146) charakterisiert und damit v.a. die Wichtigkeit der dogmatischen Lehre betont, hat sich ab etwa 1970 eine an der beratenden Psychotherapie orientierte Seelsorge entwickelt, wobei sich „das psychoanalytische Denken als eine durchgängig einflussreiche Größe in der Seelsorgelehre etabliert [hat]" (Utsch und Frick 2005, S. 147). Die christliche Seelsorge tritt damit stellenweise in Konkurrenz zur säkularen Psychotherapie und hat den expliziten Anspruch, „wirksame" Methoden anzuwenden. „Seelsorge wird professionell durch ihre therapeutische Methodik" (Hauschildt, zit. in Utsch und Frick 2005, S. 150).
Zu den nicht „per intentionem", aber „per effectum" (Frankl, vgl. oben) eintretenden Wirkungen des Christentums gehört neben dem gesellschaftlichen Einfluss (Weimer 2010) auch die psychische Wirkung auf den Gläubigen. Diese Wirkung lässt sich ableiten aus dem Charakter von Geschichte, Überlieferung, Lehre und liturgischem Ritus, wie es für das Judentum bereits festgestellt wurde (Bündnischarakter, psychoanalytische Deutungen von Alltagserlebnissen, sozialen Beziehungen etc.). Das Fallenlassen, die Akzentuierung und die Ergänzung von Elementen der zugrundeliegenden jüdischen Überlieferung schlägt sich in der Art und Weise nieder, wie das Christentum auf seine eigene Art die Psychotherapie bereichert hat und wo Parallelen zu säkularen Methoden auftreten.

3.4.1 Der Beichtstuhl und die Couch

Im Christentum wie in anderen Religionen werden „auf der Basis jeweiliger Ideengebäude praktische Anleitungen gegeben, wie einerseits dem Leid entgegenzuwirken, es zu verhindern und gegebenenfalls zu ertragen und wie andererseits das Leben ‚erfolgreich' zu führen sei" (Demling 2004, S. 41). Zu diesen praktischen Methoden gehört z.B. die priesterliche Hilfestellung zur Abkehr von „sündigen" Verhaltensweisen oder von quälenden Gedanken.

Ihre institutionalisierte und dogmatisierte Form ist – vor allem in der katholischen und der orthodoxen Kirche – das Sakrament der Beichte. Sie hat nach traditionellem Verständnis weniger das „Heil der Seele" (i. S. psychischer Gesundheit) als vielmehr das „Seelenheil" (i. S. der moralischen Reinigung und Absolution) zum Zweck, was sie von modern-seelsorgerischen, „psychologisierten" Angeboten abgrenzt. Dennoch hat die Beichte seit Jahrhunderten positive psychotherapeutische Effekte erzielt, lange bevor eine wissenschaftlich zu nennende Psychotherapie das ärztliche Handeln bereicherte. Dabei war und ist sie praktisch immer und für jeden verfügbar, was in dem Satz zum Ausdruck kommt: „None must, All may, Some should" (Becker 2004).

Religiöse Nosologie:

Wenn man davon ausgeht, dass psychische Erkrankungen wie Depressionen auch durch den Ärger und die Trauer über gemachte „Fehler" und gedankliches Haften daran mit verursacht werden (Gedankenkreisen/Grübeln/Rumination, Probleme des „Disengagement"), dann erscheint therapeutisch ein Verfahren angezeigt, das dem Erkennen, Bereuen, Wiedergutmachen und schließlich Vergeben dieser Fehler dient. Ob den erwähnten „Fehlern" dabei eine moralische Verantwortung Gott und den Menschen gegenüber zugrunde gelegt wird oder ob der Kranke sich nur gegen sich selbst „versündigt" hat und sich darüber ärgert, spielt für den Mechanismus dieser „schuldhaften Perseveration" zunächst keine Rolle.
Der erste Schritt, welcher noch vom Gläubigen/Patienten allein zu leisten ist, ist der Wandel von Ärger (Wut über Fehler/Umstände, evtl. noch externe Attribution) zu Reue (Eingeständnis, interne Attribution, Auftreten von Leidensdruck) und damit der Aufbau von „Behandlungsbereitschaft" bzw. Beichtbedürfnis. Dies ist zu säkularen einsichtsorientierten Psychotherapien analog. „Die wichtigste Voraussetzung für den

Empfang der Beichte ist die Reue. Ohne sie kann keine Sünde nachgelassen werden. Sie besteht in der inneren Abkehr von der Sünde, in der Zuwendung zu Gott und im Vorsatz, die Sünde künftig zu meiden." (Ramm 2008).

Die Kirche unterscheidet drei Arten der Reue: Die Liebesreue (auch: Vollkommene Reue) aus Scham über die Verletzung der göttlichen Liebe, die Furchtreue (auch: Unvollkommene Reue) aus Angst vor einer möglichen göttlichen Strafe in der Zukunft, sowie die Eitle Reue aus Scham oder Furcht vor den Menschen. Die Liebesreue hat nach offizieller Lehre den höchsten Wert. Sie garantiert die Absolution. Die Furchtreue kann dagegen nur der erste Schritt zur wahren Reue sein, sie genügt nicht für schwere Sünden. Die Eitle Reue schließlich ist wertlos, da sie nicht mit Besserungswillen einhergeht (vgl. Ramm 2008).

Obwohl geschichtlich-dogmatisch gewachsen, deckt sich diese Unterteilung in die drei Formen der Reue zwanglos mit etablierten Beobachtungen aus der Psychiatrie bzw. Psychologie. Patienten, die mit intakten Beziehungen und einem grundlegenden Gefühl der Dankbarkeit und des „Geliebtwerdens" in die Therapie gehen und die ihre „Fehler"/Krankheit in allen ihren Aspekten - d.h. sowohl als Qual für sich selbst wie auch als Belastung für die Mitmenschen – erkennen können, haben die größte Chance, von einer einsichtsorientierten Therapie zu profitieren (vgl. Liebesreue). Die Erkrankung ist außerdem nach psychiatrischer Terminologie „Ich-dyston", d.h. über sie kann reflektiert werden und sie wird nicht als Teil des zu schützenden „Ichs" betrachtet.

Patienten, die lediglich eine unspezifische Furcht vor der Zukunft und möglichen negativen Konsequenzen ihres Verhaltens haben, sind „schwieriger" (vgl. Furchtreue). Die Erkrankung ist zwar wie im ersten Fall „Ich-dyston", d.h. sie wird nicht unbedingt als der eigenen Person zugehörig empfunden, aber die Behandlung wird vorwiegend aus egoistischen Motiven heraus aufgesucht.

Patienten schließlich, die mit sich und ihrem Verhalten eigentlich im Reinen sind und sich nur an den Reaktionen und der Ablehnung ihrer Umwelt stören (z.B. bei dissozialer Persönlichkeitsstörung, früher: „Psychopathie", Faust 2010), sind durch eine Gesprächspsychotherapie kaum erreichbar (vgl. Eitle Reue). Ihre Erkrankung ist „Ich-synton", d.h. die Behandlung greift in einen zum „Ich" gehörenden Teil der Persönlichkeit ein („Angriff"), und die einzige Motivation für Veränderung ist die „Bestrafung" durch die Umwelt bzw. ein möglicher besserer Lebenserfolg ohne die Erkrankung. Wo kein Wille zur Eigenveränderung vorliegt, kann Therapie nicht greifen.

Über die Notwendigkeit der Umkehrbereitschaft für eine erfolgreiche Gesundung schreibt z.B. Pater Martin Ramm von der Priesterbruderschaft St. Petrus (FSSP): „Je mühsamer eine Sache ist, desto wichtiger ist es, von ihrem Nutzen überzeugt zu sein. Dies gilt ganz besonders auch für die heilige Beichte. Sie ist zwar mühsam, aber doch in ihren Wirkungen sehr wohltuend und überaus nützlich. Es wäre sehr kurzsichtig, nur auf die Mühen zu schauen, aber nicht auf den Gewinn. Viele Menschen leiden heute unter großer seelischer Not, aber nur wenige scheinen die wahren Ursachen des Übels zu erkennen. Viel eher sucht man Hilfe auf den Sofas der Psychologen und Psychiater, als dass man sich besinnen würde auf den Vater im Himmel, auf seine Verheißungen und auf sein Gebot." (Ramm 2008).

Der hier zum Ausdruck gebrachte Vorbehalt gegenüber der Psychotherapie (gemeint ist wohl vor allem die Psychoanalyse) zeigt nochmals die auch von kirchlicher Seite wahrgenommene Überschneidung der Therapieziele. Nur bezüglich der Methoden wird eine Differenz gesehen zwischen geistiger Umkehr (in der Beichte) und dem Psychologismus (Psychologe und Psychiater). Die Erkennung der „wahren Ursachen des Übels" ist nicht psychoanalytisch gemeint, sondern bezieht sich auf die Versündigung an Gott als Wurzel des Bösen.

Methodische Überschneidungen:

Ein weiterer Bereich, in dem die christliche Beichte lange vor der Entstehung einer wissenschaftlich fundierten Psychotherapie zu wirksamer Methodik gefunden hat, ist die Lehre von den guten Vorsätzen. Es wird unterschieden zwischen „allgemeinem" und „besonderem" Vorsatz. Der „allgemeine" Vorsatz ist die prinzipielle Absicht, gewisse Sünden in Zukunft zu unterlassen. Der „besondere" Vorsatz greift kritische Verhaltensweisen heraus, welche dann unter besonderer Aufmerksamkeit und „mit Strategie" von der Wurzel (!) an bekämpft werden sollen (vgl. analog die gezielte verhaltenstherapeutische „Bearbeitung" einzelner Verhaltensweisen).

Die Arbeit mit Vorsätzen umfasst einerseits ausgiebige Überlegungen zur Entstehung und Aufrechterhaltung pathologischer bzw. sündiger Verhaltensweisen (Analyse), andererseits hat in diesem Zusammenhang auch die „Buße" ihre spezielle Berechtigung, d.h. eine (Arbeits)Leistung entweder zur Wiedergutmachung eines Schadens, zu seinem moralischen Ausgleich in karitativer Form oder zur Selbstdisziplinierung (d.h. als verhaltenstherapeutischer negativer Verstärker für angestrebtes Verhalten). Eine solche

Betonung von Selbstwirksamkeit und Handlungs-Fähigkeit im Umgang mit den eigenen Unzulänglichkeiten gilt auch in der säkularen Therapie als wirksames Prinzip (vgl. die Beiordnung der Selbstwirksamkeit zu den anti-depressiven, das „Coping" im Leben fördernden Konstrukten der Stressresistenz, des Kohärenzgefühls und der Achtsamkeit, Gruber 2003).

Nicht nur inhaltlich, sondern auch formal besteht ein Zusammenhang zwischen der christlichen Beichte mit den Psychotherapien. Nimmt man etwa den Ritus der katholischen Kirche als Beispiel, dann findet die Beichte an einem geschützten Ort (Beichtstuhl) in einem bestimmten Rahmen (vorgeschriebene Haltung und Protokoll) unter Nutzung eines festen, formelhaften Vokabulars (Wechselrede) ohne Sicht auf den „Therapeuten" (Gitter, Vorhang etc.) im Einzelkontakt mit einem theologisch und menschlich geschulten „Experten" (Priester) statt. Ihr Mittel ist das Gespräch, ihr Mechanismus das Erkennen, die Reue, die Umkehr und die Buße. Durch verbale Katharsis, das Auflösen bzw. die Absolution von Gewissenskonflikten sowie verhaltenstherapeutische, handlungs- und Fähigkeiten betonende Elemente erhält sie ihre Wirksamkeit.

Die methodischen Gemeinsamkeiten etwa mit der kognitiven Verhaltenstherapie sowie die Ähnlichkeiten im Setting mit der Psychoanalyse liegen nahe. Die psychoanalytische Sitzung findet in geschützter Umgebung, für den Patienten klassischerweise im Liegen (Couch) und in einem ritualisierten Rahmen (freie Assoziation und Deutung) ohne Sicht auf den Therapeuten (Stuhl hinter Couch) im Einzelkontakt mit einem medizinisch und menschlich geschulten Sachverständigen, dem Analytiker, statt. Ihr Mittel ist das Gespräch, Mechanismen sind das Erkennen, die Katharsis und das Auflösen von (triebbedingten) Konflikten.

Über weitere Analogien von Psychoanalyse und Beichte, etwa von Über-Ich und Gewissen, von freier Assoziation und Gewissenserforschung, von Deutung und Schuldbewertung usw. lässt sich noch viel spekulieren; sicher ist jedoch, dass hier Parallelen mehrerer „talking cures" (B. Pappenheim) bestehen - nicht aus gegenseitiger Inspiration erwachsen, aber in gemeinsamer Erkenntnis funktionaler Mechanismen. Die christliche Beichte, oft geschmäht als Instrument kirchlichen Machterhalts und neurotisierenden Versündigungsdenkens, weist somit inhaltlich wie formal viele Ähnlichkeiten mit säkularen Psychotherapien auf.

3.4.2 Hiob und die Herausforderung der Psychotherapie

Der Psychotherapeut, gleich welcher Provenienz, sieht sich zwei scheinbar konträren Aufgaben gegenüber: Einerseits der Notwendigkeit, den Patienten - so wie er ist, mit all seinem Unglück und Leiden - anzunehmen (und ggf. bedingungslos Zuspruch zu geben), auf der anderen Seite ihm aber die Bedeutung des eigenen Handelns, der Selbstverantwortung und der eigenen dysfunktionalen Bewältigungsstrategien zu verdeutlichen. Dieser Balanceakt wurde bereits bei der dialektisch-behavioralen Therapie nach Linehan und ihren Anleihen beim Zen-Buddhismus angesprochen.

"Instead of monochromatically being change- *or* acceptance-focused, the ... therapist carefully integrates *both* behavioral change *and* acceptance throughout all aspects of treatment. ... Neither one alone is thought to be sufficient for all problems. .... The pragmatic goal is to identify and implement an optimal solution to each problem that arises in a fluid context, while being completely willing to let go of any solution, as needed, in response to new problems or evidence that any one solution does not appear to be helpful. ... Like a skilled athlete adjusting to the weather conditions during a game, the relative proportion of acceptance and change is a function of what appears useful in any given moment." (Rosenthal 2006).

Rechtfertigung Gottes und Umgang mit dem Leid:

Das Dilemma zwischen Gottvertrauen und Gutheißen des Schicksals auf der einen Seite und Kritik bzw. aktiver Veränderung der Realität auf der anderen Seite ist auch der Ausgangspunkt christlicher und außerchristlicher Theodizee, der „Rechtfertigung Gottes". Sie wurde bereits in der Kultur der Sumerer und Babylonier versucht, aus der nach biblischer Historie (vgl. Abrahams Herkunft aus der Stadt Ur) die abrahamitischen Religionen hervorgingen (Kisch 1990). Wie kann es einerseits den allmächtigen, guten Gott geben (säkular: Wie kann das Leben Sinn haben und sich Engagement lohnen), wenn andererseits so viel ungerechtfertigtes, unverschuldetes Leid existiert (säkular: Wenn ich doch unverschuldet in Not geraten bin)? „This conflict posed a problem in the counseling relationship between comforter and sufferer and has contemporary significance for psychotherapy" (Kisch 1990).
Üblicherweise wird hier der Prüfungs- und Trainingscharakter des „Bösen" bzw. Schlechten in der Welt und im menschlichen Charakter betont; es sei letztlich nur ein

weiteres Werkzeug Gottes. "It is essential to the challenge of evil that it frequently appears gratuitous, that there seems to be too much of it, that as far as we can see, it often goes unaddressed. ... Anything less could not bring out the best in us. And then we would be far less suited to God's friendship, and this world would be far less than is needed for it to be a creation worthy of God: the best of all possible worlds." (McCann 2009).

Die Bibel bietet in diesem Zusammenhang einen sehr lehrreichen Text, der auch ohne Bezug zum Glauben mit Gewinn gelesen werden kann - das Buch Hiob, das als alttestamentlicher Text und Bestandteil der jüdischen Schrift im Rahmen dieser Arbeit auch unter „Judentum" hätte eingeordnet werden können. Der Inhalt der auch in altorientalischen Paralleltexten und dem Koran („Aiyub") vorkommenden Geschichte lässt sich folgendermaßen zusammenfassen: Hiob, ein reicher und mit zehn Kindern gesegneter Mann, ist Gott in vorbildlicher Frömmigkeit zugetan. Dem Satan gefällt dies nicht und er erhält von Gott die Erlaubnis, Hiob zur Prüfung seines Glaubens ins Unglück zu stürzen. In kurzer Zeit verliert dieser nun seinen Besitz und sein Glück. Seine Viehherden werden geraubt, die Kinder sterben beim Einsturz seines Hauses, er selbst erkrankt am ganzen Körper an schmerzhaften Geschwüren.

Er erhält nun Besuch von seinen Freunden, klagt ihnen sein Leid und beschuldigt Gott der ihm zugefügten Ungerechtigkeit. Seine Freunde aber sind klare Vertreter der altjüdischen Weisheitslehre (Hohensee 2002, S. 86): Wem Unglück widerfährt, der muss gegen Gott gesündigt haben, denn Wohlstand und Erfolg sind Zeichen seiner Gunst. Sie versuchen Hiob zum Eingeständnis von Schuld (d.h. seines eigenen Beitrags zum Unglück) zu bewegen. Sie „halten an ihrem Gottesbild fest und immer wieder muss er seine Unschuld beteuern. Es sind oft die falschen Freunde, die einen Menschen im Leid mit schnellen Erklärungsversuchen zu trösten versuchen. Dies ist aber kein echter Trost, sondern Vertröstung." (Hohensee 2002, S. 97). Hiob jedoch beharrt auf der Tatsache seiner Frömmigkeit, was schließlich durch das Auftreten Gottes bestätigt wird, der nicht Schuld, sondern die eigene Undurchschaubarkeit als Grund für Hiobs Schicksal angibt und sich die Kritik „verbittet" (Hiob 1,1-42,17).

Botschaft:

Der Text wendet sich klar gegen die Auffassung einer Verbindung von Erfolg/Glück und dem *Wert* des Menschen, der Welt, des Schaffens. Unglück kann auch dem Frömmsten bzw. Fleißigsten widerfahren. Die Notwendigkeit und der Sinn von Anstrengung werden dadurch nicht negiert. Die Freunde Hiobs sind im Unrecht, nicht er selbst - Hiob bleibt trotz scharfer Anklage bei seiner grundsätzlichen Liebe zu Gott, d.h. er verliert zu keinem Zeitpunkt den Glauben an einen guten, lohnenswerten Charakter des Lebens. Martin Luther merkte seiner Übersetzung des Buches Hiob an: „Also führet dieses Buchs Dichter diese Historia endlich dahin, dass Gott allein gerecht ist ... Es ist aber uns zu Trost geschrieben, dass Gott seine großen Heiligen also läßt straucheln, sonderlich in der Widerwärtigkeit. ... Das verstehen allein die, welche auch erfahren und fühlen, was es sei, Gottes Zorn und Urteil [zu] leiden, und dass seine Gnade verborgen sei." (Luther und Bornkamm 1989, S. 59ff).

Aus psychotherapeutischer Sicht haben die Freunde – die „Therapeuten" – einen falschen Ansatz gewählt: Hiob braucht weder einen Hinweis auf seine Eigenverantwortlichkeit (denn ihm ist tatsächlich kein Vorwurf zu machen), noch muss er auf die fortbestehende Sinnhaftigkeit von Eigeninitiative hingewiesen werden (denn er fühlt sich von Gott nach wie vor angenommen und betrachtet jedes Leben als Geschenk). „Ich bin nackt von meiner Mutter Leibe gekommen, nackt werde ich wieder dahinfahren. Der Herr hat's gegeben, der Herr hat's genommen; der Name des Herrn sei gelobt." (Hiob 1:21). Unterstützung bei der Trauerarbeit wäre es gewesen, was Hiob gebraucht hätte und was die Helfer hätten leisten müssen. „Psychotherapists are Job's friends. The psychotherapist is asked to find the cause and alleviation for an individual's suffering. They comfort and then they challenge." (Kisch 1990).

In diesem biblischen „Fallbeispiel" finden sich damit schon bedeutende Varianten der Arzt-Patienten-Interaktion in der Psychotherapie. Es ist erkennbar, dass die Religion - in diesem Fall das Alte Testament, das Juden und Christen gemeinsam ist - Erkenntnisse gewonnen und Ideen entwickelt hat, die für die Psychotherapie wegleitend sein können. Die Mut machende Botschaft, welche im Buch Hiob zum Ausdruck kommt, ist Folgende: „Das Leiden des Gerechten ist nicht verdiente Strafe ... - Es gibt ein Leiden des Gerechten, welches außer allem Zusammenhang mit der Sünde steht ... eine lediglich auf seine Bewährung abzweckende Schickung der göttlichen Liebe." (Delitzsch 1876, S. 5). Diese Erkenntnis, die oft auch der Psychotherapeut (nur ohne den Gottesbezug) seinem Patienten angesichts von Unabänderlichkeiten vermitteln muss, stellt gleichsam den Gegenpol zu Leidensdruck und Veränderungsbereitschaft dar, welche in der Behandlung sonst hervorgehoben und gefördert werden. Auf religiöser Ebene ist sie das Gegenstück zur Methode der Beichte, in der Reue, Umkehr und (Ver)Besserung gefordert werden. Eine „säkulare" Psychotherapie, die auch im Ertragen von Leid und seiner Interpretation eine Möglichkeit sieht, „Sinn" zu erfahren, ist die Logotherapie von V. E. Frankl, dessen Lehre durch sein eigenes durchgestandenes Leid (KZ-Haft, schwerste persönliche Verluste) besondere Authentizität erfährt (Frankl 1983, S. 113 ff; vgl. auch Frankl 1998).

3.4.3 Gebet, Exerzitium und kognitive Selbststeuerung

Wie für andere Religionen gilt auch für das Christentum, dass nicht nur die (schriftliche) „Theorie", d.h. Bibeltexte, Lehrbücher, Kirchengesetz und Dogmatik, sondern auch die Praxis Parallelen zu säkularen Mitteln der Psychotherapie aufweist. Ein wichtiges Element religiöser Glaubenspraxis ist das Gebet - sei es als Tischgebet, Stundengebet, Abendgebet, Angelusgebet, Rosenkranz, Bibelgebet, Themengebet (z.B. Friedensgebet), Fürbittgebet oder in einer der vielen anderen Formen.

Per Definition handelt es sich beim Gebet zwar um ein Zwiegespräch mit Gott - was säkulare Pendants ausschließen würde - der entsprechende Mechanismus ist aber prinzipiell auch mit anderen „Adressaten" denkbar, etwa mit sich selbst. Religiöse wie psychotherapeutische Handlungen mögen zwar im Einzelfall auf bestimmte Personen oder Ziele hin ausgerichtet sein (Gott, Partner, Verhaltensweise etc.), jedoch ist der „Mittler" und damit der Mit-Angesprochene letztlich immer die eigene Person – beim Beten ist man allein (mit Gott). „Wenn du aber betest, so geh in dein Kämmerlein und schließ die Tür zu und bete zu deinem Vater, der im Verborgenen ist; und dein Vater, der in das Verborgene sieht, wird dir's vergelten. ... euer Vater weiß, was ihr bedürft, bevor ihr ihn bittet.", sagt Jesus Christus bei Matthäus (6: 6-8).

Mindfulness:

Der Charakter der genannten Gebetsformen reicht von der regelmäßigen Rückbesinnung und zeitlichen Widmung (z.B. Abendgebet, Tischgebet) im Sinne „religiöser Achtsamkeit" bis hin zu meditativ-konzentrativen „Sitzungen" (z.B. Rosenkranz) mittels repetitiver Textpassagen. Sieht man von Textinhalt und spirituellem Hintergrund ab, so wird eine Ähnlichkeit zu den Mindfulness-fixierten fernöstlichen Enstasetechniken (d.h. Wendung nach innen, im Gegensatz zur Ekstase) etwa des Zen und des Yoga deutlich. Verbindendes Element ist die Steuerung der Aufmerksamkeit, weg von der Leid erzeugenden „Anhaftung" (Attachment) an Gefühle und Gedanken, hin zu einem integrativen Bewusstseinszustand – demütig im Angesicht Gottes (Gebet) oder im Bewusstsein der Allverbundenheit mit der Welt (Buddhismus).
Papst Johannes Paul II. (1920-2005) beschrieb 2002 im Apostolischen Schreiben „Rosarium Virginis Mariae" u.a. die Bedeutung der Aufmerksamkeitssteuerung und Achtsamkeit: „Das Rosenkranzgebet ist in der besten und bewährten Tradition der

christlichen Betrachtung angesiedelt. Es hat sich als ein eigentümlich meditatives Gebet im Westen entwickelt und ist in gewisser Weise eine Entsprechung zum ‚Herzensgebet' oder ‚Jesusgebet', welches auf dem Humus des christlichen Ostens gewachsen ist. ... Seiner Natur nach verlangt das Rosenkranzgebet einen ruhigen Rhythmus und ein besinnliches Verweilen" (Johannes Paul II. 2002).

Das reiche Angebot v.a. der katholischen Kirche an geistlichen Techniken mit repetitivem, kontemplativem, meditativem Charakter hat eine jahrhundertealte Tradition. Die Erkenntnis, dass das Alleinsein mit sich bzw. mit Gott - unter Ausschaltung von Außenreizen und evtl. der Konzentration auf einen Text oder den eigenen Atem, - wohltuenden Einfluss auf den Menschen hat, teilt sie etwa mit dem aus dem Zen-Buddhismus stammenden Konzept des „just sitting" (S. Suzuki und Dixon 2005, S. 72). Zu den Herausforderungen solcher religiösen oder weltlichen Achtsamkeitstechniken gehört zwangsläufig als „Kontrast" die innere Unruhe des Übenden, die wahrgenommene „Langeweile" in der Übung sowie das Abschweifen bzw. die Qual durch eigene Gedanken und Gefühle. Für den Zen wird dieses zentrale Problem in verschiedenen Einführungen für Anfänger angesprochen (McClain und Adamson 2005, S. Suzuki und Dixon 2005). Der evangelische Theologe Jens Kaldewey, der auch als Psychiatriepfleger tätig war und sich v.a. mit der mystischen Traditionslinie des Christentums beschäftigt, drückt dies so aus: „Eine der größten Nöte überhaupt ist heute, dass wir ein zweckfreies Warten auf Gott oft nicht mehr kennen. Es ist wichtig, dass wir neu lernen, dass nicht immer etwas passieren muss, dass Gott nicht immer sofort etwas machen muss, sondern dass wir einfach einmal Zeit für ihn haben. ... Hier werden die vier geistlichen Disziplinen [Gebet, Bibellese, Meditation und Kontemplation] zu meinen vier Freunden, die mich Jesus bringen. ... Luther hat einmal gesagt: ‚Man muss die Schrift so lange reiben, bis sie ihren Duft abgibt.'" (Kaldewey und Müller 2009).

Gegenstandslose Meditation oder gerichtete Kontemplation - die auf den ersten Blick als übertrieben oder sinnlos empfundene Wiederholung („reiben") z.B. eines Bibelzitats – sind das christliche Pendant etwa zum Zazen. Parallel finden sich im Bereich säkularer Therapien z.B. die Achtsamkeitstherapien (mindfulness based therapies, MBT) als „Mindfulness-based Cognitive Therapy" (MBCT), „Mindfulness-based Stress Reduction" (MBSR) oder „Acceptance and Commitment Therapy (ACT)" und die bereits erwähnte Dialektisch-behaviorale Therapie (DBT) (vgl. hierzu: Institut für Achtsamkeit und Stressbewältigung 2010, MBSR-Verband e. V. 2010, Association for Contextual Behavioral Science 2010). Bekannte Autoren sind hier z.B. Jon Kabat-Zinn, Steven

Hayes, John Teasdale, Thomas Heidenreich, Nils Altner, Marsha Linehan und mit stärker religiösem Hintergrund z.B. Thich Nhat Anh (Rinzai-Zen) und Thomas Merton (contemplative prayer, christlich).

Exerzitien und Erleuchtung:

Die von Johannes Paul II. im Vergleich mit dem christlichen nahen Osten beschriebenen, auch zum fernen Osten vorhandenen Parallelen im kontemplativen Gebet sind besonders ausgeprägt in der Exerzitienkultur der Kirche. Diese umfasst die Anleitungen nach Ignatius von Loyola (1491-1556), dem Gründer des Jesuitenordens, die Anleitungen nach Johannes vom Kreuz (1542-1591), sowie benediktinische Exerzitien, franziskanische Exerzitien und andere. Weitere Personen, die für die christliche Mystik und Meditation bedeutsam waren, sind z.b. Augustinus (354-430), Bernhard von Clairvaux (1090-1153), Hildegard von Bingen (1098-1179), Mechthild von Magdeburg (1207-1282) und Meister Eckhart (1260-1328; vgl. Langen 1979).

„Exerzitien [sind] eine Abkürzung für „exercitia spiritualia", d.h. geistliche Übungen. Was sind geistliche Übungen im Sinn eines kirchlichen Angebotes? – Exerzitien sind eine methodische spirituelle Hilfe, um in seinem Leben Gott tiefer zu finden und ihn ‚zur Welt zu bringen'. Sie sind ein existentielles Experiment des Glaubens" (Pater Dr. Willi Lambert SJ, in Lambert 2007). Klassische Exerzitien finden heute in der Regel als ein- bis mehrwöchige Klausuren in einem Kloster statt (aber auch z.B. als „online-Exerzitien", vgl. Deutsche Provinz der Jesuiten 2010) und speisen sich aus den „drei Quellkräften" (Lambert 2007) der Stille, des Gebets und des täglichen Gesprächs mit einem geistlichen Begleiter. Sie sind meist ein Angebot der entsprechenden Orden speziell für Menschen „am Scheideweg" (z.B. Schulabschluss, Berufswahl, Eheschließung) und für „Suchende", die ihren Glauben vertiefen bzw. erneuern wollen. Ihr Anspruch gleicht damit stark demjenigen von buddhistischen „Retreats" bzw. „Sesshins", d.h. mehrtägigen Klausuren zur Meditation und Selbstfindung.

Die Exerzitientradition im weiteren Sinne speist sich auch aus der früheren ostkirchlichen Praxis des Hesychasmus (griech. „hesychasmos": Ruhe, Stille). Neben dieser klassischerweise so bezeichneten Strömung im byzantinischen und slawischen Mönchtum dient der Ausdruck auch als Oberbegriff für eine Form der altmönchischen Spiritualität ab dem 3. Jahrhundert („Wüstenväter", Antonius der Große [251-356] u.a.)

und für neuere Bewegungen im 18. bis 20. Jahrhundert (Neuhesychasti bzw. Neuhesycha, vgl. Lilienfeld 1986).

Kern des Hesychasmus und Grund für seine Benennung ist eine besondere Form des Gebets: „Über die Teilnahme an den gemeinsamen monastischen Gottesdiensten ... hinaus und neben den seit längerer Zeit überkommenen ‚Gebeten für die Zelle' wird eine besondere individuelle Gebetspraxis empfohlen: An Stelle des gewöhnlich mit ‚Beten' als synonym empfundenen ‚Stehens' wird in einer bestimmten leicht gebeugten Haltung mit gesenktem Kopf in der Zelle gesessen. Man atmet ruhig und gleichmäßig und betet im Rhythmus des Atmens das Jesusgebet: ‚Herr Jesus Christus, Sohn Gottes, erbarme Dich meiner' ... In den Werken des Gregorios Sinaites ... wird diese Praxis weiter erläutert und erlernbar gemacht, ‚wenn sich kein Lehrer findet'. (Der Mangel guter Mönchslehrer und Seelenführer zu ‚diesen Zeiten' wird bitter beklagt.)" (Lilienfeld 1986).

Es findet sich hier eine kontemplative Gebetsform, die vom Mönch allein in seiner Zelle, in einer bestimmten Sitz- oder Liegehaltung (z.B. fixiert auf den Bauch – Begriff der „Nabelschau") und im Idealfall unter der zwischenzeitlichen „Supervision" eines guten Lehrers durchgeführt wird – allesamt Merkmale, wie man sie auch im Zazen oder in psychotherapeutisch empfohlenen Übungen (z.B. Progressive Muskelrelaxation, autogenes Training) findet. Gerade die Bedeutung des Lehrers lässt verstärkt an „Therapien" denken, da der Lernende seine Technik durchaus „falsch" machen kann bzw. bei ihrer Vertiefung in gewisse „Fallen" läuft und Versuchungen zum Opfer fällt (im Zen etwa „Mind Weeds" oder „Mind Waves", S. Suzuki und Dixon 2005, S. 34, 36). Das „Ziel" des Jesusgebets bzw. ein Gnadenerweis im Gefolge der Verehrung Gottes ist im Hesychasmus das „Sehen des Taborlichts" - eine direkte Erfahrung Gottes, in der Form des bei der Verklärung Jesu Christi auf dem Berg Tabor den Jüngern erschienenen Lichtes. Damit hat auch das Christentum eine Form der „Erleuchtung" durch oder in der Meditation – historisch unabhängig von fernöstlichen Entwicklungen.

Dazu schreibt Georg Evers, Missionswissenschaftler aus Belgien, über den Vergleich der „Erleuchtungsarten": „Auf den ersten Blick zeigt sich hier eine deutliche Verschiedenheit: Gnade als unverdientes Geschenk, das der Mensch sich mit all seiner Anstrengung nicht selbst beschaffen kann, lässt die Bemühungen in der Meditation bestenfalls als Sich-Bereit-Machen für eine göttliche Mitteilung erscheinen. Im Zen-Buddhismus scheint es dagegen genau andersherum zu sein. Die Meditationsbemühungen sind notwendig, ja erscheinen als ursächlich für eine eventuell nachfolgende Erleuchtung.

Aber dann gibt es eine gemeinsame paradoxe Ebene, auf der die zunächst so klaren Unterschiede wieder ins Schwimmen geraten. ... Im Zen-Buddhismus gibt es eine Vielzahl von Erleuchtungsgeschichten, die ... das eigentliche Geschehen der Erleuchtung aber mit etwas in Verbindung bringen, was eher akzidentell sich ereignet, ein Geschenk oder ein Ereignis ist." (Evers 2010).

Utilisierung des Zen als „säkulare Technik":

In diesem Zusammenhang ist es wichtig festzustellen, dass der Zen-Buddhismus bereits in seinen Ursprungsländern eine relativ „unreligiöse Religion" ist, d.h. mit sehr wenigen und eher abstrakten spirituellen „a-priori-Annahmen" auskommt. Während das Christentum eine Fülle an bildhaften und anschaulichen Inhalten und Gegebenheiten kennt (umfangreiche heilige Schrift, verbindliche göttliche Gebote, Gut und Böse, Vateraspekt Gottes, Letztes Gericht/Jüngster Tag, Himmel und Hölle, Leben und Lehre Jesu Christi, Kreuzigung und Auferstehung, Schöpfungsgeschichte usw.), findet sich im Zen eher ein philosophisches System, das weniger einen „Glauben" erfordert als vielmehr eine Systematisierung alltäglicher menschlicher Erfahrungen darstellt (Leben und Lehre des rein menschlichen Buddha, Betonung der Erfahrung über Erkenntnis, Betonung der mündlichen Überlieferung über Schrift, Gesetze der Dharmalehre: Leid durch Verlangen, Beständigkeit des Wechsels, Verbundenheit/Kontingenz zwischen allen Dingen und Lebewesen, Dualismus/analytisches Denken als Illusion).
Zen trägt trotz seiner religiösen Herkunft starke Züge einer weltlichen Philosophie, und umso mehr in seiner westlich-assimilierten Form, die sich meist auf die lebenshilflich-praktischen Aspekte dieser von Hause aus „praktischen" Lehre konzentriert. Der Vergleich zwischen den Praktiken der christlichen Religion (Gebet etc.) und dem unabdingbaren Kern des Zen (Zazen, Mindfulness) ist deshalb nominell zwar ein Vergleich zwischen Religionen, kann aber genauso gut wie ein Vergleich zwischen den therapeutischen Aspekten im Christentum und den säkularen psychologischen Meditations- und Mindfulness-Techniken betrachtet werden, die in den letzten Jahrzehnten vom (Zen-)Buddhismus inspiriert wurden (vgl. Dialektisch-behaviorale Therapie, Initiatische Therapie).
Dies erklärt auch die Aufgeschlossenheit christlicher Konfessionen für Lehren und Techniken der ideologiefreien fernöstlichen Kontemplation (mit Ausnahmen, s.u.) und die im Gegensatz dazu praktisch nicht stattfindende Übernahme christlicher

Glaubensinhalte in den Buddhismus: Das Christentum nutzt den Zen als Werkzeug und Inspiration (Enomiya-Lassalle 1977), so wie es sich in der Seelsorge tiefenpsychologischer und anderer säkularer Psychotherapien bedient (vgl. „Psychoanalyse als geheimer Liebling der Seelsorge", Utsch und Frick 2005, S. 86).

Protestantische Alternative:

Es sollte angemerkt werden, dass den Exerzitien oder den kontemplativ-meditativen Gebeten entsprechende Übungen im Protestantismus nur ausnahmsweise zum Einsatz kommen; er ist kaum mystisch orientiert. Gerade die explizit oder implizit von fernöstlichen Meditationstechniken und spirituellen Inhalten geprägten Bewegungen, etwa des „contemplative prayer" oder „centering prayer", treffen in evangelikalen Kreisen auf Gegenwehr. Sie fürchten einerseits eine schleichende Unterwanderung durch fremdreligiöse Inhalte und Begriffe, andererseits sehen sie in den z.B. vom Zen beeinflussten Gebetsformen eine Gefahr für das personale Gottesbild und einen „versteckten Pantheismus". Zu den Vertretern des contemplative prayer gehören etwa Thomas Merton, Thomas Keating und Basil Pennington (inspiriert u.a. vom mittelalterlichen Manuskript „The Cloud of Unknowing", Anonymus 14. Jhd.); bei den Gegnern findet sich eine Fülle meist kleiner Gruppierungen und Plattformen (siehe z.B. Montenegro 2005).

Die „Übungen des Glaubens" werden im Protestantismus eher als Ausdruck einer Werkgerechtigkeit angesehen, was dem Glaubenssatz einer Erlösung „sola gratia" (allein durch die Gnade Gottes) bzw. „sola fide" (allein durch den Glauben an Gott) widerspräche. Das Seelenheil kann nicht erarbeitet werden. Der evangelische Theologe und Pfarrer Udo Hofmann, der selbst Exerzitien organisiert, schreibt über diese protestantische Sichtweise: „Sonst sei das Werk Christi an uns entwertet, und der Mensch wirke am Heil mit. ‚So halten wir nun dafür, dass der Mensch gerecht wird ohne des Gesetzes Werke, allein durch den Glauben.' (Röm 3, 28). ... Dieser Einwand muss insofern ernst genommen werden, da er aus der Mitte der reformatorischen Theologie zu kommen scheint, also das proprium, das Wesen und die Mitte der reformatorischen Kirchen betrifft; die Gnade und das Werk Christi darf aber auf keine Weise geschmälert werden." (Hofmann 2002).

Das Misstrauen gegenüber „Glaubensarbeit" steht dabei in interessantem Gegensatz zum sonstigen „protestantischen Arbeitsethos" (nach Max Weber). Während die Hingabe an

Gott vorausgesetzt wird, ist hier die weltliche Arbeit und Pflichterfüllung das „Übungsfeld", in dem sich der Glaube beweist und der Mensch sich verwirklicht. Geregelte Arbeit, das „Aufgehen" in ihr und die bewusste Ausübung (Achtsamkeit!) einer Tätigkeit können psychohygienisch wirksam sein. Interessant ist der Gedanke, diesen therapeutischen Nebeneffekt des Arbeitsethos sub specie einer protestantischen Alternative zu andernorts praktizierten Versenkungstechniken zu betrachten.

Angrenzendes:

Der Oberbegriff des Gebets bezeichnet im christlichen Rahmen eine Fülle an „Techniken" mit jeweils sehr unterschiedlichem Charakter. Allein durch die äußere Form - das „Setting" des Gebets - bestehen Ähnlichkeiten zu verschiedenen religiösen Phänomenen. „Übergänge des Betens zu anderen Formen der Spiritualität sind ... fließend, einerseits zur Meditation, zur Kontemplation und zum Schweigen, andererseits zum Schwören, Segnen oder Fluchen und zur Divination, ja zum guten oder bösen Zauber." (Sparn 2007, S. 287).

Als „Gebet" wird mitunter ein großer Teil der individuellen Lebensäußerungen angesehen: „Nicht allein das mündliche Gebet, sondern alles, was die Seele schafft in Gottes Wort: Zu hören, zu reden, zu dichten, zu betrachten" (M. Luther, zitiert nach Sparn 2007, S. 288). Eine solche Interpretation auch alltäglicher Handlungen und Wahrnehmungen als „sakrale Handlung" könnte man durchaus als „protestantische Achtsamkeitstechnik" mit psychotherapeutischem Wert bezeichnen. Als biblische Grundlage hierfür mag etwa gelten: „Seid allezeit fröhlich, *betet ohne Unterlass*, seid dankbar in allen Dingen: Das ist der Wille Gottes in Christus Jesus an euch." (1. Thess 5,16-18). Auch das benediktinische „ora et labora" kann in diesem Sinne betrachtet werden.

Die Einbeziehung des Betens in den Alltag, die Emotionalität und Lebensnähe des Gebets und damit die Stärke des Betens an sich wird in neuerer Zeit wieder mehr und mehr gefördert. Gerade die Übergangsformen des Gebets zu anderen spirituellen Techniken rücken in den Mittelpunkt. „In kirchlichen Meditationszentren wird auch die ‚protestantische Kargheit' in der Sprachlichkeit, der Leibhaftigkeit und der Gemeinschaftlichkeit des Betens revidiert ... Das Bedürfnis nach verdichtender und lebensgestaltender Einübung des Betens hat zur Erneuerung der ignatianischen Exerzitien geführt." (Sparn 2007, S. 289).

Dieses „neue alte" Verständnis des Betens auch als praktische und erlernbare spirituelle Technik zeigt Merkmale eines Achtsamkeitstrainings. Es handelt sich dabei um einen „nicht spekulativen, sondern praktischen Charakter des Erwerbs theologischen Wissens und Könnens" (Sparn 2007, S. 292). Das Gebet ist Bestandteil des „biographischen Lernens" (Sparn 2007, S. 296) des Menschen und eine „religiöse Basisqualifikation" (Sparn 2007, S. 297). Dabei muss jedoch betont werden, dass die Erkenntnis der persönlichen Bereicherung und Reifung durch das Einüben einer Methode wie des Gebets, der Meditation oder der Kontemplation kein spezielles christliches oder überhaupt religiöses Proprium ist.

Gebet und Autosuggestion:

Am christlichen Gebet ist - unabhängig von den kognitiven Aspekten der Achtsamkeitsförderung, Selbstfindung usw. – auch sein formelhafter Aufbau bemerkenswert. Üblicherweise steht am Anfang die Anrede, eine Art „Begrüßung" Gottes, gefolgt von Danksagungen, Bitten etc., und am Ende eine Schlussformel, d.h. eine Art „Verabschiedung" (vgl. das Vaterunser: „Vater unser im Himmel ..." und „... denn Dein ist das Reich und die Kraft und die Herrlichkeit in Ewigkeit. Amen."). Der Weg zu den meist repetitiven, rhythmischen, analog aufgebauten Formeln des Hauptteils (z.B. im Rhythmus des Vaterunsers, im Rosenkranz, im Aufbau des Glaubensbekenntnisses mit dem wiederholten Auftakt „Ich glaube..." - vgl. hierzu „Katechismus der Katholischen Kirche", in Deutsche Bischofskonferenz 2005) wird also gebahnt und begleitet von einer bestimmten Einleitung. Das „Zurücknehmen" der Interaktion wird dem Betenden ebenfalls wieder verdeutlicht. Bedenkt man überdies, dass der intensiv Betende sich - im günstigen Falle - in einen Zustand respektvoller, meditativer Entspanntheit (Vegetativum!) in der wahrgenommenen bzw. erwarteten Präsenz Gottes versetzt, dann wird sogar eine große Gemeinsamkeit mit den autosuggestiven Verfahren (vgl. autogenes Training, Nutzung von Mantras) deutlich.
Die oft in jahrelanger „Übung" durch verschiedene Gebetsformen (z.B. tägliches Abendgebet und Tischgebet, aber auch explizit kontemplative Gebete wie Rosenkranz, Jesusgebet etc.) gefestigte, gesamt-körperliche und geistige Reflexreaktion kann vom Gläubigen schließlich schnell und zuverlässig abgerufen werden. Er ist in der Lage, jederzeit „effektiv zu beten", etwa auch in Stresssituationen. Zwar ist das Gebet nicht „Mittel zum Zweck"; Gott kann nicht „genutzt" werden („Ihr sollt den HERRN, euren

Gott, nicht versuchen", 5. Mose 6,16). Dennoch kann „richtiges" Beten gelernt werden, und es erfordert Übung, um die erwartete Stärkung, Entspannung, Tröstung o.a. zu bewirken.

Petra Bosse-Huber, Vizepräses der Evangelischen Kirche im Rheinland, beschreibt dies in einem Artikel zum Gebet bei Kindern: „Eine Anrede [findet statt], also die Begrüßung und Kontaktaufnahme. Nachdem der Kontakt hergestellt und die Beziehung aufgebaut ist, das Amen: „So sei es." ... Die Beziehung stimmt. ... Die Übung kann mit geprägten Worten anfangen. Sie kann tastend und suchend sein, denn die ‚richtige' Form des Gebets ist eine ganz persönliche Angelegenheit und für jede und jeden von uns anders. Sie entwickelt sich mit den Lebensphasen, die wir durchschreiten. ... Mit wachsender Übung wird die Form selbstverständlich und die Worte stellen sich leichter ein. ... Bewusstes Beten ist Nahrung für die Seele." (Bosse-Huber 2009). Auch hier findet sich wieder die Betonung von Kontaktaufnahme und „Verabschiedung" zur Etablierung einer Beziehung mit Gott, welche durch „Einübung" auch wohltuend auf den Menschen wirkt. Bischof Wolfgang Huber schreibt: „Die Pflege der Gottesbeziehung [braucht] auch das regelmäßige Gebet, für das eine Regelmäßigkeit in Ort und Zeit genauso hilfreich sind, wie eine vertraute Form und ein wiederkehrender Inhalt." (Huber 2008).

Kognitive Aspekte des Gebetes:

Neben den erwähnten Mechanismen spielen auch noch andere Effekte für die „Wirkung" des Gebets auf den Betenden eine Rolle. Im Gebet wird die eigene Person zugunsten eines Gegenübers (Gott, Welt) relativiert. Das Ego rückt aus dem Fokus, es kann gleichsam von außen betrachtet werden. Dieser Aspekt ist relativ unabhängig von der spezifisch religiösen Bedeutung des Gebets für den Gläubigen, etwa als (Für)Bittgebet, Ratsuche, Dank an Gott usw. Der spezifisch religiöse Inhalt ist dabei unterschiedlich, die grundlegende „Haltung" des Betenden jedoch nicht.
In der Depression spielen neben somatischem Syndrom, Antriebsschwäche etc. dysfunktionale kognitive Schemata und systematische „Denkfehler" des Patienten (wie Übergeneralisieren, Katastrophisieren, Emotionale Beweisführung, ...) eine tragende Rolle. Diese wiederum gehen einher mit einer „Gefangenheit im Ich" - der Unfähigkeit zum Positionswechsel, d.h. den eigenen Standpunkt von außen („objektiv") zu betrachten. Gedanken und Gefühle werden bei ihrem Auftreten verabsolutiert, es fehlt die Fähigkeit zum Sehen der „richtigen Relationen", zur Integration.

Ansätze der säkularen kognitiven Verhaltenstherapie zielen entsprechend darauf ab, z.B. den eingefahrenen negativen Denkautomatismen automatisch positive Sätze entgegenzustellen. Geschult wird also zunächst die Wahrnehmung eigener Gefühle (gegen die Alexithymie) und die Erkennung eigener negativer Denkmuster, um schließlich „dialektisch" mit sich argumentieren zu können (d.h. gezielt einen äußeren Standpunkt einzunehmen). Die dem Patienten gern als „Scheinwerfer" veranschaulichte Aufmerksamkeit soll möglichst unvoreingenommen (weniger fixiert) wandern und auch positive Aspekte des Lebens beleuchten können.

Das Gebet betrachtet im Gegensatz hierzu zwar nicht die innerpsychischen Vorgänge, bietet aber als „Integrationshilfe" die Demut vor dem allmächtigen Gott. Eine solche Perspektivänderung - wie sie im aufrichtigen Gebet wahrscheinlich ist – bedingt auch die Abkehr von kleinlicher und negativer Ich-Fokussiertheit: Alltägliche Stressoren wirken im Idealfall unbedeutend neben der absoluten Liebe Gottes.

Zusätzlich zu dem psychischen Standortwechsel bietet die Gebetskultur noch einen weiteren kognitiv-therapeutischen Aspekt. Sie ermutigt einerseits zu Dankbarkeit und Dankgebet (zur Bewusstwerdung von Positivem), andererseits zur gelassenen und akzeptierenden Wahrnehmung von Negativem, etwa in Form des Bittgebets (um Kraft zum Ertragen des Unvermeidlichen). „Das Gebet übt die Perspektive des Dankes ein. … es gibt auch der Entspannung eine Perspektive, wo man sein Glück Situationen, Zufällen verdankt. Wer betet, kann auch danken" (Hauschildt 2000, S. 183).

Heilungsgebet und Charisma:

Über all die genannten, auch in den säkularen Pendants erkennbaren Aspekte hinaus verfügt das an einen allmächtigen Gott gerichtete Gebet natürlich auch über ein spirituelles Proprium, dessen Bedeutung für den Einzelnen schwer zu erfassen und dessen Effekte kaum zu verallgemeinern sind. Die medizinische „Wirkung" des Gebets und anderer religiöser Aktivitäten ist weiterhin Gegenstand empirischer Studien, sowohl auf dem hier behandelten psychologisch-psychiatrischen Gebiet, als auch z.B. im Bereich der somatischen (z.B. internistischen) Krankheiten.

Ein Beispiel für „Gebete mit Wirkung" sind die „Heilungsgottesdienste" charismatischer Bewegungen. Eine sehr umfangreiche Auflistung dieser Bewegungen findet sich z.B. auf der Internetseite von Helmut Zenz, eines Paters der Salesianer Don Bosco (Zenz 2004) und auf vielen kirchlichen Seiten. Als „protestantische Verwandte" der charismatischen

Bewegung sind u.a. die Pfingstbewegung, die Vineyardbewegung, die „Christian Science", die „Inspirierten" und diverse Freikirchen zu nennen.
Während die katholische Kirche in der charismatischen Bewegung anfangs eine Chance zur Erneuerung sah (Papst Paul VI., zitiert in Bleisch 1998), nimmt sie hier mittlerweile eine kritischere Position ein. Speziell die „Anmaßungen" der spirituellen Leiter, besondere Gaben zu besitzen, lassen sich mit der Glaubenstradition nicht in Einklang bringen. So stellte Kardinal Josef Ratzinger – heute Papst Benedikt XVI. - im Jahr 2000 als Leiter der Kongregation für die Glaubenslehre in einer offiziellen Verlautbarung des Apostolischen Stuhls fest:

„Das Neue Testament berichtet auch davon, dass den Aposteln und anderen ersten Verkündern des Evangeliums von Jesus eine echte Vollmacht zur Krankenheilung übertragen wurde. ... Das sogenannte ‚Heilungscharisma', zu dem hier einige lehrmäßige Klarstellungen erfolgen, ist jedoch nicht unter diese Phänomene einzuordnen. Es geht vielmehr um die Frage der besonderen Gebetstreffen, die organisiert werden, um wunderbare Heilungen unter den kranken Teilnehmern zu erlangen. ... Werden die liturgischen Normen nicht eingehalten, sind solche Feiern nicht gestattet. ... [Es wäre] völlig willkürlich, wenn in den Gebetstreffen, bei denen Heilungen erfleht werden, irgendeiner Gruppe von Teilnehmern, etwa den Leitern der Gruppe, ein ‚Heilungscharisma' zugeschrieben würde; man muss sich vielmehr dem ganz und gar freien Willen des Heiligen Geistes anvertrauen" (Ratzinger 2000, S. 10-15).

Für die Heilung von körperlichen Gebrechen muss also nach Ansicht der katholischen Kirche und der meisten anderen christlichen Konfessionen eine besondere, nicht „bewirkbare" Gnade des Heiligen Geistes gewährt werden. Gewisse Rituale (Spende der Sakramente, z.B. Krankensalbung) können begünstigend wirken, sind aber ohne direkten Einfluss. Der Umgang mit seelischem Leid dagegen ist Kernaufgabe der Religion und integraler Bestandteil christlichen Bemühens.

Wirksamkeit des Gebets:

Klare Aussagen über die Wirksamkeit des Gebetes und seine „Indikationen" werden erschwert durch die große Vielfalt an möglichen religiösen „Techniken" sowie die methodischen und ethischen Probleme bei der Durchführung von Studien: Glaube lässt sich nicht „verordnen", Therapeuten sollten sich in Weltanschauungsfragen zurückhalten, und die konfessionelle Voreingenommenheit von Sponsoren (z.B. pro-religiös) lässt oft Zweifel an der „Ergebnisoffenheit" von Untersuchungen aufkommen.

Ein weiteres Problem der Studien zum Thema ist, dass nicht klar unterschieden wird zwischen bereits vorhandenen bzw. in der Therapie thematisierten Werten, Glaubensinhalten, Überzeugungen, Beziehungsmustern etc. und der *Methode*, dem *Prinzip* z.B. des Gebets. Dies ist auch sehr schwer, da ja die Gewohnheit des Gebets im Regelfall bereits mit religiösem Glauben einhergeht und umgekehrt. Ein Review von Untersuchungen, in denen *gleichzeitig* religiöse Werte/Tugenden (gegen den sog. „Atheistic Ideation Complex") und die Methoden des Gebets und der Beichte angewendet wurden (die sog. „Evangelical Renewal Therapy"), kam zu eher positiven, die Wirksamkeit bestätigenden Ergebnissen (Saucer 1991).

Studien, in denen Gruppen von explizit Gläubigen untersucht wurden – dabei aber unter Aufteilung in „betend" und „nicht-betend" und unter Kontrolle religiöser Störvariablen wie Art der Gottesbeziehung, Involviertheit in der Gemeinde, Grad der Glaubensüberzeugung etc. –, konnten nicht gefunden werden. Das heißt, eine Aussage über die Wirksamkeit des Gebets - losgelöst vom Konstrukt des „Glaubens" in all seinen Facetten – kann empirisch bisher nicht getroffen werden.

In Anbetracht der untersuchten Parallelen zu säkularen Therapiemethoden scheint es dennoch wahrscheinlich, dass bei einem „natürlichen", nicht erzwungenen Zusammenfallen der nötigen Voraussetzungen (d.h. Glaube, positive Gottesbeziehung etc.) das persönliche Gebet eine psychische Ressource darstellen kann, die in ihrer Wirkung über das Placebo hinausgeht.

Unabhängig von der Datenlage zu Wirksamkeit und Wirkmechanismus lässt sich feststellen, dass z.B. im christlichen Gebet eine - meist unbeabsichtigte und historisch unabhängige - Konvergenz religiöser und säkularer (z.B. Achtsamkeitstraining, Entspannungsübungen, Autosuggestion, kognitive Techniken, Zen-inspirierte Techniken) psychotherapeutischer Praxis stattfindet. Auch hier ist ein gemeinsamer Trend „hin zum Funktionierenden" zu finden.

3.4.4 Gottesdienst und Gruppentherapie

Wie die Psychotherapie sich nicht nur an Einzelpersonen wendet, sondern auch soziale Strukturen und den Menschen als sozial eingebundenes Wesen in den Blick nimmt, so richtet sich die christliche Religion nicht nur durch individuelle Seelsorge, sondern auch über den gemeinschaftlichen Gottesdienst an ihre Anhänger. Dieser Gottesdienst ist nach theologischer Auffassung kein „Frondienst", keine Pflicht, sondern eine Bereicherung für den Gläubigen. Nach Luther gilt der Gottesdienst „zugleich als Dienst Gottes an den Menschen und als menschliche[r] Dienst an Gott" (Martin Luther, zitiert von Bischof Huber, in Kirchenamt der EKD 2009, S. 10). Der auch therapeutische („therapeia" (θεραπεία): Dienst, Behandlung - griech. „therápon": der Diener) Charakter des Gottesdienstes ist damit quasi schon mit inbegriffen.

Psychologische Kategorisierung:

Das Bestreben, die Interaktion des Einzelnen mit der Gruppe psychodynamisch zu verstehen, die Möglichkeit eines kontrollierten sozialen „Übungsfeldes" und die Notwendigkeit, viele Patienten zu therapieren, trugen zur Entstehung von gruppenzentrierten Ausformungen auch von z.T. etablierten Techniken bei. Zu nennen sind etwa das Psychodrama nach Jakob Levy Moreno (1889-1974), die Schulen der Gruppenanalyse (z.B. nach Slavson, Bion und Foulkes), die systemische Familientherapie (incl. Aufstellungsarbeit), die Gruppendynamik nach Kurt Lewin (1890-1947) und die Therapeutische Gemeinschaft als verbreitete Grundlage z.B. in den analytischen Gruppen.

Eine interessante Besonderheit sind dabei die Großgruppentherapien mit teilweise mehreren hundert Teilnehmern (z.B. von Josef Rattner, Josef Shaked u.a.). Rattners ehemalige Kollegin, Jutta Menschik-Bendele, sagte 2006 anlässlich der Verleihung der Ehrendoktorwürde der Universität Klagenfurt: „Herr Rattner lud zu einer Großgruppen-Therapie ein, bei der manchmal bis zu 200 Teilnehmerinnen und Teilnehmer anwesend waren. Es gelang ihm und seiner väterlichen Autorität, in dieser großen Gruppe eine Wirklichkeit zu schaffen, in der der einzelne zu hören [war] und dennoch die Kommentare der anderen als hilfreich erlebt werden konnten. Für Herrn Rattner waren diese Sitzungen Lehrstücke, wie Psychologie als Lebensweisheit verstanden werden konnte." (Menschik-Bendele 2006).

Dieses Verständnis der Psychologie auch als Lebensweisheit, gerichtet an eine große Gruppe und wirksam auch ohne direkte Beteiligung jedes einzelnen, ist eine bemerkenswerte Analogie zur religiösen Feierlichkeit. Der große Anspruch seiner Art von Therapie und der Psychologie im Allgemeinen kommt auch in Rattners Dankesrede zum Ausdruck: „Sie soll helfen und heilen, aber auch die großen Belange der ständig bedrohten Kultur und der leidenden Menschheit wahrnehmen." (Josef Rattner, zitiert in Alpen-Adria-Universität Klagenfurt 2006).

Psychologische Gruppentherapien lassen sich unterteilen in tiefenpsychologische (freies Assoziieren, „Gruppenpsychoanalyse"), verhaltenszentrierte und interaktionszentrierte (z.b. Paar- und Familientherapie) Formen. Diese widmen sich jeweils verschiedenen, im Menschen aber natürlich immer zugleich vorhandenen Aspekten bzw. Betrachtungsdimensionen von Krankheit und Gesundheit – jeder Mensch besitzt psychologische „Tiefe" (Erfahrungen, Komplexe, Prägungen), typische Verhaltens- und Belohnungsmuster sowie bestimmte soziale Beziehungen mit ihren Besonderheiten.

In den Gottesdienstfeiern z.B. des Christentums – der hauptsächlichen Interaktionsform von Kirche und Gläubigen - finden sich entsprechende Elemente, in denen sich der Besucher wiederfinden kann. Das Leben Jesu und biblische Personenschicksale (in den Evangelien) bilden neben dem theologischen Inhalt auch allgemeine Lebenserfahrungen und ihre Bewältigung ab. Gebote, Briefe und die Prophetie künftigen Heils bzw. der Verdammnis (z.B. in der Offenbarung des Johannes) legen den Rahmen und die Konsequenzen des Verhaltens fest. Gleichnisse (z.B. vom verlorenen Sohn) und der Umgang Jesu mit seinen Mitmenschen sprechen auch Aspekte des zwischenmenschlichen Verhaltens an. Dabei findet sich aber keine so klare Trennung wie in den psychologischen Disziplinen. In den meisten Texten und liturgischen Bestandteilen lässt sich eine Mischung der genannten tiefenpsychologischen, verhaltenstherapeutischen u.a. Kategorien finden.

Das christliche „Lernen am Modell" (vgl. Modell-Lernen nach Bandura), d.h. die Anwendung biblischer Gleichnisse oder Personenschicksale auf die Situation des Lesers/Hörers, ist ein Kernelement der Unterweisung z.B. im Gottesdienst. Eine Zusammenstellung relevanter „Beispielspersonen" aus der Heiligen Schrift findet sich etwa bei Wolfgang Hohensee. Sie umfasst z.B. Elia, Jona, David, Hiob und Josef. „'Die Bibel ist ein Buch mit lauter alten Geschichten, die aber heute noch passieren', wie es der Theologe Gerhard von Rad ausgedrückt. ... Wir alle können uns in diesen oder in ähnlichen Krisen wiederfinden" (Hohensee 2002, S. 8).

Nicht nur narrative Bestandteile des Gottesdienstes (Gleichnisse etc.), sondern auch z.b. die Psalmen des Alten Testaments und die oft auf ihnen basierenden Kirchenlieder enthalten therapeutisches Potential. Helmut Jaschke etwa hat gezeigt, „daß die Psalmen zu einem großen Teil das Krankheitsbild der Depression bieten und Schritte aus dieser Seelenwüste zeigen. Erich Fromm endlich hat ... auf die Parallelität zwischen den Psalmen und dem therapeutischen Prozess ausdrücklich hingewiesen" (Jaschke 1990a, S. 8).

Die „Mittel", derer sich die Psalmen bedienen bzw. die Prinzipien, nach denen sie wirken, sind z.b. ein „geordnetes Angebot" zu Regression und Klage (vgl. Jaschke 1990a, S. 36ff) und auf der anderen Seite Hilfen zur Zurücknahme von Projektionen und Übernahme von Eigenverantwortung (vgl. Jaschke 1990a, S. 57ff). Die zwei universellen Therapieaspekte von „Acceptance" und „Change", wie sie z.b. in der DBT nach Linehan (s. dort) auf dem Boden buddhistischer Philosophie zu finden sind, lassen sich also auch in der christlichen Tradition nachweisen.

Zeugnis geben:

Zwischen (ambulanten) säkularen Gruppentherapien und religiösen Feiern bestehen Gemeinsamkeiten, die für den Effekt auf die jeweiligen Teilnehmer bedeutsam sind. Beide finden in regelmäßigem Turnus (z.B. einmal wöchentlich) zu einer festgelegten Zeit statt, und beide vermitteln Anregung und Bestärkung für die Zeit zwischen den „Terminen": „Gottesdienste, so sehr sie Höhepunkte des gelebten Glaubens sind und so ‚besonders' sie immer sein mögen, sind keine ... Einzelveranstaltungen, die für sich stehen und ohne weiteren Zusammenhang ihre Wirkung entfalten. Damit Gottesdienste ... lebendig sind, brauchen sie die alltäglich gelebte Spiritualität der Glaubenden. ... Wovon man täglich lebt, das soll man täglich feiern." (Kirchenamt der EKD 2009, S. 93). Sinn erfährt also die jeweilige Veranstaltung dadurch, dass zwischen den einzelnen Terminen das Gehörte, Gelernte und Erarbeitete im Alltag umgesetzt wird.

Sowohl in Gruppentherapien wie in religiösen Feiern wird in der Gemeinschaft „Zeugnis gegeben" über diese Integration. Die Kirche verstand hierunter ursprünglich die in der Tradition der Apostel und Märtyrer stehende Verkündigung der frohen Botschaft. Heutzutage umfasst der Begriff auch die z.B. in der Predigt aufgezeigten Bezüge dieser Frohen Botschaft zur eigenen Erfahrung des Predigers. „Denn unsere Predigt des Evangeliums kam zu euch nicht allein im Wort, sondern auch in der Kraft und in dem

Heiligen Geist und in großer Gewissheit. Ihr wisst ja, wie wir uns unter euch verhalten haben um euretwillen. Und ihr seid unserm Beispiel gefolgt und dem des Herrn und habt das Wort aufgenommen in großer Bedrängnis mit Freuden im Heiligen Geist" (1. Thessalonicher 1,5-1,6).

In vielen Kirchen ist der „Prediger" nicht notwendigerweise immer der Geistliche, denn gerade im Protestantismus gibt es meist eine Ämterrotation unter Laien (vgl. Mitwirkung der Gruppe, Lesungen etc.). Auch die katholische Kirche hat in der Konstitution „Lumen Gentium" des zweiten Vatikanischen Konzils die Bedeutung der Laienpriesterschaft und damit deren Mitwirkung an der Verkündigung betont und nimmt damit sozusagen ein Element der Reformation auf: „Dieses ‚gemeinsame Priestertum' ... handelt, verbindet alle, die an Christus glauben und in die Kirche eingefügt sind, miteinander. ... Diese so eine Gemeinschaft bildenden Menschen verweisen auf Jesus Christus, der der eine und wahre Priester des Neuen Bundes ist, und sind als sein Leib in sein Priestertum einbezogen. ... Die Aussage, alle an Jesus Christus Glaubenden hätten gemeinsam an Christi Priestertum teil, war den Christen in den Kirchen der Reformation stets sehr wichtig." (Professor Werner Löser SJ, in Löser 2003).

Zwei Elemente sind beim „Zeugnis geben" im modernen Sinne auch bei Laien entscheidend: die Selbstöffnung (durch die notwendige Preisgabe von persönlichen emotionalen Erlebnissen) und die Bezugnahme auf das Evangelium, die Lehre. Der Zeugnis Gebende berichtet, was der Text mit ihm „gemacht" hat und wie der Glaube seinen Alltag beeinflusst. Dies ist einerseits eine besondere Erfahrung für ihn selbst, andererseits erleichtert es den Zuhörern in der Gemeinde den eigenen Zugang zum Glaubensinhalt. Es sei angemerkt, dass dieses „Zeugnis geben" nach christlichem Verständnis mittlerweile auch z.B. im Zen-Buddhismus teilweise so bezeichnet wird; das praktische „Vor-Leben" der Buddha-Natur hilft dem Beobachter, „die Einheit allen Lebens zu erkennen" (Tetsugen Bernard Glassman Roshi, in Glassman und Litsch 1996).

Die Selbstöffnung des Teilnehmers beim „Zeugnis geben" und die Bezugnahme auf Effekte besprochener Übungen im Alltag ist auch in der psychologischen Gruppentherapie der alles entscheidende Wirkfaktor. Er ist zwar „in sozial offenen Räumen wie in Gruppen mit erheblichem Risiko verbunden, ist [aber] unverzichtbarer, wichtigster Baustein, auf dem alle anderen Wirkfaktoren aufbauen" (Tschuschke und Anbeh 2008, S. 18). Diese darauf aufbauenden Faktoren der Therapie umfassen u.a. das Erfahren von Altruismus, das Erhalten von Feedback, die Katharsis im Erzählen, das

Kohäsionsgefühl in der Gruppe, eine Rekapitulation der Primärfamilie, die Erfahrung der Universalität des Leidens und die Möglichkeit der geschützten Erprobung von Verhaltensänderungen (vgl. Tschuschke und Anbeh 2008, S. 17).

Im Gottesdienst ist das Erleben einiger dieser Wirkfaktoren (Altruismus, Feedback, Katharsis, Verhaltenserprobung) für die Mehrheit der Teilnehmer zu einem gegebenen Zeitpunkt nicht in eigener Person möglich, weil die Anzahl der „Kirchenämter" bzw. Mitwirkenden am Gottesdienst mit „aktiver" Rolle (Leser, Kantor, Mesner, Ministrant, …) gering ist. Dennoch können sie ihre Effekte haben – durch stellvertretende Beobachtung (s.u.).

Teilhabe und Stellvertretung:

Entscheidendes Merkmal von Therapie wie Gottesdienst ist - neben den anfangs erwähnten Richtungsunterteilungen in die psychologischen Disziplinen - die jeweilige Rolle von Therapeut bzw. Priester und Teilnehmern. Gruppentherapien wie religiöse Feiern werden zwar geleitet von einem „Kundigen", erfordern aber zum Funktionieren die aktive Mitwirkung vieler Teilnehmer. Einige dieser Teilnehmer nehmen dabei evtl. selbst eine helfende Position ein oder haben ein bestimmtes Amt inne (Kirche: z.B. Mesner, Lektor, Kantor), eine Kompetenzposition. „Die typischen Gruppenrollen wie Alpha- (Gruppenführer), Beta- (Fachmann), Gamma- (Mitglied) und Omega-Position … sind ubiquitär in kleinen sozialen Verbänden … Die Mehrpersonensituation als die dem Menschen genuine Form der Existenz legt sich in der psychotherapeutischen Gruppe unbemerkt wieder auf, quasi als sozialer Mikrokosmos" (Tschuschke und Anbeh 2008, S. 17).

Analogien zum Gottesdienst lassen sich hier vor allem dann aufzeigen, wenn die Gemeinde nicht zu groß und die Einbindung der Mitglieder (über Ämter oder Rotation, Funktionen im Gottesdienst, evtl. sonstige Gemeindearbeit) stark ist. Anonyme „Großmessen" entziehen sich dem Vergleich etwas, obwohl es natürlich auch hier eine Rollenverteilung gibt. Selbst dann, wenn der Anteil der „aktiven" Teilnehmer auf den ersten Blick gering scheint, können dennoch alle aktiv sein. Im Fall psychologischer Gruppentherapien wird zwar immer wieder auf einzelne Teilnehmer eingegangen – diese werden jedoch immer auch „stellvertretend" behandelt, und die Interaktion von Leiter und Patient dient als Anschauung für die passiven Beobachter. Der therapeutische Effekt kommt dadurch zustande, dass die anderen das vorexerzierte Beispiel auf ihr eigenes

Problem übertragen und durch Nachahmung lernen. Im Ergehen des „Nächsten" (Patienten) kann idealerweise das eigene Leben erkannt werden, was sowohl Empathie wie individuelle Kompetenzen schult (Lernen am Beispiel).

Ähnlich in der Kirche: Der Teilnehmer am Gottesdienst spricht Gebete, singt geistliche Lieder, hört Lesung und Predigt, nimmt an Friedensgruß und Kommunion teil. Er beobachtet den Priester, die Ministranten und andere Funktionsträger beim Zeremoniell. Er wird mit theologischen und lebenshilflichen Inhalten aus Bibel, Kirche, Gemeinde und Gesellschaft bekannt gemacht und hat die Möglichkeit, im Lichte seiner eigenen Lebenssituation darüber nachzudenken. Er hat damit wie die Teilnehmer an therapeutischen Veranstaltungen die Gelegenheit zu Introspektion und Selbsterkenntnis und erhält Hilfestellung durch Rat und Beispiel.

Das Konzept der „Stellvertretung" ist im Christentum weit verbreitet, wie auch etwa in Buddhismus (durch Buddha, Bodhisattvas) und Judentum (Bund mit Abraham für das ganze Volk). Jesus Christus hat stellvertretend für die Sünden der Menschen gebüßt, die Apostel haben stellvertretend für Christus den Glauben verbreitet und „Wunder" gewirkt, der Papst gilt als Stellvertreter Christi auf Erden („Vicarius Jesu Christi"; Gerlitz et al. 2001). Des Weiteren beanspruchen z.B. in der charismatischen Bewegung manche Geistliche stellvertretend übernatürliche Gaben, und ihre Interaktion mit Gläubigen (Segnung, Heilung, Handauflegen etc.) hat stellvertretenden Charakter für die anderen. Dies ist im Christentum im Vergleich zum sonst üblichen Gottesdienst (d.h. ohne physischen Kontakt, ohne Anspruch auf sofortige Wirkmacht) ein besonders „direktes" Beispiel für „Lernen/Therapie am Modell bzw. am Nächsten". Als Grundlage hierfür können u.a. Aussagen des Neuen Testamentes herangezogen werden: „Subjekt der Stellvertretung ist eine religiös dafür qualifizierte Mittlergestalt. Dies können Menschen sein, die als Gemeindeglieder (und damit als Gerechtfertigte und Heilige) auf wirksame Weise (vgl. Jak 5, 16) für andere vor Gott aktiv werden können, die dieses jetzt oder überhaupt nicht können oder wollen. ... Bei den Formen der Stellvertretung ist z. B. an kultische wie Gebet und Opfer zu denken." (Gerlitz et al. 2001).

Aus der im Folgenden zitierten beispielhaften Schilderung eines Gottesdiensts sind Merkmale der charismatischen Bewegung und die intensive Beteiligung auch von nicht-Protagonisten (vgl. Stellvertretung) im Gottesdienst ersichtlich. Es handelt sich um eine Feier der „Christian Church Outreach Mission" (CCOM), einer Gemeinde afrikanischen Ursprungs in Kassel. „Bei meiner Ankunft sind etwa 15 Afrikaner in einem verhältnismäßig kleinen Raum versammelt, der ca. 50 Personen Platz bietet. ... Die

Gruppe hat bereits mit einem Bibelgespräch zum Thema ‚hope' begonnen ... Das Bibelgespräch ist eine Mischung aus Vortrag, wiederholtem Lesen des Hauptbibelverses (ein Psalmwort), Fragen, die der Leiter in die Runde wirft, und Antworten. Die Teilnehmer und Teilnehmerinnen sind sehr intensiv bei der Sache, da das Thema immer wieder konkret auf das Leben der Teilnehmenden bezogen wird. ... Allmählich füllt sich der Raum. ... Es folgen Bibelverse, die vorgelesen werden, ein Akt der Segnung und Salbung von einzelnen Personen und der Kollektengang ... Ausgangspunkt der Predigt bildet die Geschichte von Daniel in der Löwengrube, die abschnittweise vom Pastor oder Gottesdienstbesuchern gelesen wird ... Der Gottesdienst endet mit einem persönlichen Segen, zu dem jeder und jede einzelne nach vorne kommt" (Pfarrerin Sieglinde Repp-Jost, in Landeskirchenamt Kassel 2009, S. 15-17).

Es finden sich in diesem Bericht etliche Aspekte, die Gottesdienst und Gruppentherapie in Analogie zueinander stellen: Eine geringe Gruppengröße, zu Beginn die Einbeziehung und Schulung der Teilnehmer, z.B. auf der Grundlage eines Lehrtextes (christlich: Bibel, säkulare Psychotherapie: z.B. Arbeitsblätter zur Patientenschulung, Erzählungen, Krankheitsgeschichten), die möglichst konkrete Anwendung von relevanten Aussagen auf das Leben der Teilnehmer („Zeugnis geben"), beispielhafte bzw. stellvertretende Herausnahme einzelner Teilnehmer (Segnung, Salbung), Ämter- bzw. Rollenübernahme im Verlauf der Sitzung (Leserotation). Generell lässt sich sagen, dass in den Gottesdiensten der charismatischen Bewegung diese Merkmale besonders deutlich sind, aber nicht singulär (s.o., vgl. Analogien in größeren katholischen Gottesdiensten).

Menschenbild und Krankheitsmodell:

Gruppentherapien wie religiöse Feiern folgen einem bekannten und regelmäßig wiederkehrenden Schema. In beiden werden ein bestimmtes Wissen und bestimmte Regeln gelehrt (z.B. säkular: Krankheitsspezifische Schulungen/„Behandlungsvertrag" zwischen Patient und Therapeut, religiös: Bibelkenntnis/Weisungen, Gebote). Beiden liegt ein bestimmtes „Modell" des Menschen bzw. ein Menschenbild zugrunde (Krankheitsmodell der Psychologie vs. Dogmen der Kirche). Dabei haben sich die Menschenbilder der beiden Disziplinen Psychologie und Theologie in den letzten Jahren mehr und mehr angenähert – der Graben, d.h. der inkompatible Teil dieser Bilder, ist kleiner geworden.

Das „erweiterte biopsychosoziale Krankheitsmodell" der Medizin ist mittlerweile ausgesprochen ganzheitlich (wenn auch nicht notwendigerweise jeder Praktizierende dieses Modell verinnerlicht hat). Auch der Begriff der „Seele" ist kein Problem mehr: „In der Vergangenheit erschienen geistige und körperliche Aspekte deshalb so verschieden, weil die Funktion der geistigen Phänomene in nicht-materiellen Ausdrücken und die Funktion des Körpers in materiellen Begriffen beschrieben wurden. ... Erst der Begriff der Funktion stellt ein integriertes und dynamisches Konzept dar. ... Auf der Basis dieser Überlegungen erscheint das Leib-Seele-Problem – oder neuzeitlich formuliert: das Gehirn-Geist-Problem – im erweiterten biopsychosozialen Modell als Folge von sog. Kategorienfehlern." (Egger 2005, S. 8f). Wird also die Seele als „Funktion" der unbelebten Materie verstanden, können sowohl die Psychologie als auch die Theologie diesen Begriff zwanglos benutzen.

Bis auf die von Religion zu Religion verschieden gesehenen Eigenschaften der Seele (Unsterblichkeit, Reinkarnation, Jenseitiges Leben etc.) – also die Transzendenz - deckt dieses Modell praktisch alles ab. Die therapeutischen Effekte von Religion und säkularen Methoden lassen sich demnach auch in den jeweils eigenen Menschenbildern und Krankheitsmodellen weitgehend vergleichen. Das religiöse Proprium, welches u.a. aus der Position zur Transzendenz stammt, ist hier natürlich nicht erfasst.

Predigt und geistliche Leitung:

Um den Teilnehmern einer Gruppe einzeln und in ihrem Zusammenleben gerecht werden zu können, bedarf es der unvoreingenommenen Beobachtung durch den Leiter. Zunächst ist deshalb die Gruppe das Objekt seiner Aufmerksamkeit, der Fokus liegt auf den Inhalten, Normen und Fehlern der Kommunikation. Der Therapeut wird zunächst beobachten und dann der Gesamtheit der Teilnehmer seine Einschätzungen und Deutungen mitteilen, bevor er sich etwa zum Verhalten einzelner Personen äußert. Erst wenn das Zusammenspiel der Gruppe funktioniert und ein gewisser Rahmen vorliegt, kann auf den Einzelnen eingegangen werden.

In etwas größerem Maßstab gilt dies auch für den Priester als „Hirte" und spiritueller Helfer seiner ganzen Gemeinde. In der Predigt werden gerne aktuelle, lokal-gemeindliche oder gesamtgesellschaftliche Themen zum Anlass genommen, um ein theologisch und menschlich fundiertes Paradigma exemplarisch zu verdeutlichen. Eine gute Predigt will nicht indoktrinieren, sondern unterweisen, beraten, evtl. ermahnen und seelisch aufrichten. Diese geistliche Leitung - im christlichen Kontext wird gerne die Metapher vom Hirten und seinen Schafen gebraucht - hatte zumindest vor dem Rückgang der kirchlichen Autorität im zwanzigsten Jahrhundert große Bedeutung.

Der Vergleich von christlichem Gottesdienst und säkularer Gruppentherapie zeigt, dass an viele Menschen gerichtete Botschaften und Hilfen gemeinsame Strukturelemente entwickelt haben – sei es spirituell motiviert oder aus säkular-ärztlichem Interesse heraus. Für den Menschen als „Gemeinschaftswesen" ist Glaube besonders dann ansprechend, Hilfe besonders effizient, wenn sie den sozialen Aspekt berücksichtigen. Dies gilt ebenso für die „säkulare" Psychotherapie, die hierzu in Form der Gruppentherapie und „systemischer" Therapieformen eigene Techniken entwickelt hat.

Fest, Inszenierung und Dialog:

Feste im Allgemeinen und damit auch die „Gottesdienstfeier" sind Veranstaltungen mit speziellen Ritualen und Interaktionsformen, bei denen die Regeln des Alltags nicht oder nur eingeschränkt gelten. Die psychologische Wirkung von Festen kann dabei grob eingeteilt werden in „Affirmation des Alltags" (vgl. Albrecht 2007, S. 278) und „Moratorium des Alltags" (Odo Marquard, zit. n. Albrecht 2007, S. 283). Für beide Wirkungen lassen sich im (christlichen) Gottesdienst Belege finden; einerseits werden durch den Charakter von Ausnahme und Besonderheit (z.B. in Kleidung, Stimmung, Verhalten) die „normalen" Umstände bestätigt, andererseits stellen die Muße und spirituelle Beschäftigung in der Messe einen gewissen „Ausgleich" dar.

Viele Vorgänge im Gottesdienst haben symbolischen Charakter und können als eine Art von „festlichem Spiel" aufgefasst werden, anhand dessen der Besucher z.B. moralische oder lebenshilfliche Inhalte der Religion für sich nutzbar machen kann (vgl. Konzept der Stellvertretung, Lernen am Modell). „Die stark symbolisch-rituelle Dimension des Geschehens hebt den Gottesdienst aus der Reihe der sonstigen Gemeindeveranstaltungen heraus. Sie kann denen, die daran teilhaben, in besonderer Weise emotionale Vergewisserung und psychische Entlastung gewähren; sie kann ... christliche Tradition übermitteln, was pädagogisch-kognitiv konzipierten Zusammenkünften allein oft nur schwer möglich ist." (Ratzmann 2007, S. 524). Nach dieser Aussage besäße die „Inszenierung des Evangeliums" als „dramatisches Kunstwerk" (Ratzmann 2007, S. 525) im Gottesdienst sogar therapeutische Vorteile gegenüber edukativ-therapeutischen Veranstaltungen, die vom Besucher/Klienten keine Transferleistung erfordern oder eine nicht-intuitive, nicht-„nachvollziehbare" Sprache pflegen. Demnach scheinen Therapieformen, die eine „dramatische" Form bzw. narrativ-inszenierte Elemente beinhalten (z.B. Systemische Familienaufstellung, Bibliodrama, Psychodrama nach Moreno etc.) einen Effekt zu nutzen, wie er auch im Gottesdienst zu finden ist.

Zentrales kognitives Element der „Inszenierung Gottesdienst" ist die Predigt. Zwar handelt es sich bei ihr formell gesehen um einen Monolog - „Rhetorisch ist sie allerdings als Gespräch mit dem Hörer zu gestalten ... Aufgabe der christlichen Rede ist es ...Verständnis zu wecken (docere), Aufmerksamkeit zu erregen (movere) und Gehorsam zu finden (flectere)." (Weyel 2007, S. 628f). In seinem „Dialog mit den Gläubigen" bemüht sich der Prediger – der Form nach – also um die selben Dinge, die etwa ein Verhaltenstherapeut bei der Edukation eines Klienten erreichen will: Verständnis für die Mechanismen und Rahmenbedingungen pathologischen Verhaltens wecken, die Aufmerksamkeit des Klienten durch empathische und aufmerksame Gesprächsführung erhalten sowie zur Bewältigung von Übungen und Aufgaben motivieren. Die Predigt richtet sich dabei an eine „partizipationsorientierte Öffentlichkeit" (Drehsen, zit. n. Weyel 2007, S. 636), womit nochmals eine aktive Beteiligung der Zuhörer trotz ihrer scheinbar passiven Rolle impliziert wird.

Bei Predigt wie Therapie handelt sich um professionelle „Interpretation[en] der gegenwärtigen Lebenswirklichkeit" (Weyel 2007, S. 628), die sich in der Wahl ihrer Mittel in vielerlei Hinsicht gleichen.

3.4.5 Selbsthilfegruppen auf christlicher Grundlage: Anonyme Alkoholiker

Zu den von christlichen Inhalten inspirierten Gemeinschaften gehören auch verschiedene Selbsthilfegruppen. Die bekanntesten dieser Gruppen widmen sich der Unterstützung Suchtkranker. Sie stehen damit neben explizit christlichen Hilfsinstitutionen wie dem Blauen Kreuz (evangelisch) oder dem Kreuzbund (katholisch) sowie konfessionell ungebundenen Organisationen wie den Guttemplern. "These Movements clearly have their roots in the Christian Religion, although other religious faiths have adopted their concepts and methods. These 20th-century movements may be traced to ancient and modern religion-based charitable orders, such as the Knights of Malta, the Knights of Columbus, the Red Cross (among Christians), and the Red Crescent (among Muslims)." (D. R. Johnson und Westermeyer 2001, S. 98).

Die bekannteste Selbsthilfegruppe bzw. Vereinigung solcher Gruppen, die „Anonymen Alkoholiker" (AA), wurden 1935 in den USA von einem - später organisationsintern „Bill W." genannten - Börsenmakler gegründet. Zusammen mit einem ebenfalls alkoholkranken Freund nahm er an Veranstaltungen der „Oxford Group" teil, einer christlichen Bewegung, deren Praxis Grundlage für die AA wurde. Zu dieser gehörte u.a. das Konzept des „sharing" (Eingeständnis der eigenen Sünden und Schwächen, auch vor vielen Menschen – mit kathartischer Wirksamkeit), der „guidance" (Akzeptanz der göttlichen Führung), des „changing" (ein plötzliches und evtl. öffentliches Veränderungserlebnis, eine „zweite Geburt"), sowie das „making restitution" (d.h. nicht nur Reue, sondern auch „neues Handeln", D. R. Johnson und Westermeyer 2001, S. 98f). Die „Zwölf Schritte" der Anonymen Alkoholiker nehmen entsprechend starken Bezug auf Gott, betrachten sich aber nicht als religiöse Sekte:
„Wir kamen zu dem Glauben, dass eine Macht, größer als wir selbst, uns unsere geistige Gesundheit wiedergeben kann. ... Wir fassten den Entschluss, unseren Willen und unser Leben der Sorge Gottes – wie wir Ihn verstanden – anzuvertrauen. ... Wir gaben Gott, uns selbst und einem anderen Menschen gegenüber unverhüllt unsere Fehler zu. ... Wir waren völlig bereit, all diese Charakterfehler von Gott beseitigen zu lassen. ... Demütig baten wir Ihn, unsere Mängel von uns zu nehmen. ... Wir suchten durch Gebet und Besinnung die bewusste Verbindung zu Gott – wie wir Ihn verstanden – zu vertiefen. Wir baten Ihn nur, uns Seinen Willen erkennbar werden zu lassen und uns die Kraft zu geben, ihn auszuführen. ... Nachdem wir durch diese Schritte ein spirituelles Erwachen erlebt

hatten, versuchten wir, diese Botschaft an Alkoholiker weiterzugeben und unser tägliches Leben nach diesen Grundsätzen auszurichten." (Anonyme Alkoholiker 2010). In diesen wie ein Glaubensbekenntnis anmutenden Aussagen finden sich die religiösen Inhalte, auf denen die Wirksamkeit der Selbsthilfe beruht. Zu diesen gehören u.a.: Der Glaube an eine höhere Macht (ermöglicht evtl. ein Gefühl der Geborgenheit), das Zugeben der eigenen Fehler vor Gott und den Menschen (Katharsis), Demut und Dankbarkeit, das Gebet, die Hoffnung auf ein „spirituelles Erwachen" und die Verbreitung dieser „frohen Botschaft" an Mit-Leidende. Es finden sich Querverbindungen zwischen den Prinzipien der AA und kirchlichen und säkularen Vorgehensweisen, etwa zwischen dem „Geständnis bei der Gruppe" und der Beichte bzw. der Selbstoffenbarung in säkularen Gruppentherapien.

Die AA betrachten sich nicht als dogmatische Vereinigung. Die einzige Bedingung für die Teilnahme an Treffen ist der Wunsch, mit dem Trinken aufzuhören. Eine Zustimmung zu speziell religiösen Grundsätzen ist nicht erforderlich, wenn auch die „therapeutische Idee" aus der Religion stammt. Bei den Treffen sprechen die Teilnehmer grundsätzlich über sich selbst, d.h. „geben Zeugnis" über ihre Krankheit oder die Anstrengungen, trocken zu bleiben. Sie bleiben dabei grundsätzlich „anonym", d.h. sprechen sich nur mit Vornamen an und erkundigen sich nicht nach der gesellschaftlichen oder beruflichen Stellung des anderen. Alle Teilnehmer sind gleichrangig. Die Ideen der Anonymen Alkoholiker („12 Schritte" etc.) sind die Grundlage auch anderer Organisationen, etwa der „Narcotics Anonymous" (alle Drogensuchten), der „Al-Anon" (für Familienangehörige von Alkoholikern, „Co-Abhängige") oder der „Alateen" (für Kinder von Alkoholikern).

3.5 Islam

Der durch den Propheten Mohammed (ca. 570-632) um etwa 600 nach Christus begründete Islam ist mit weltweit ca. 1,5 Milliarden Anhängern die zweitgrößte Religion der Erde (Adherents.com). Ihre Gläubigen lassen sich grob in die beiden Richtungen des sunnitischen und schiitischen Islam aufteilen, was in der Differenziertheit etwa einer Aufteilung des Christentums in katholisch, orthodox und protestantisch entspricht.

Der hauptsächliche Unterschied zwischen Sunniten und Schiiten besteht in der Auffassung von der Autorität ihrer jeweiligen geschichtlichen Anführer und Nachfolger Mohammeds. „Some believed that in the absence of Muhammad's central leadership, the tribes and communities ... should revert to local leadership. Others believed that the Prophet had designated his cousin and son-in-law, Ali, as his political heir and that leadership of the community should remain within the Prophet's family. These would be called the 'partisans of Ali', *shi'at* Ali, or simply Shia or Shii. ... But the majority believed that the Prophet had not discussed political systems or specified a successor to take over after his death." (Sonn 2010, S. 32).

Letztere, die Sunniten (über 85% der Gläubigen des Islam, vgl. Oxford Islamic Studies Online 2010), betrachten deshalb ihre „Kalifen" als rein weltliche Herrscher; die „Imame" der Schiiten sind dagegen Erben der Macht Mohammeds, was u.a. mit einer Unfehlbarkeit in religiösen Dingen einhergeht (vgl. Papsttum im Christentum). Während es im Moment keinen amtierenden Kalifen gibt, ehren die Schiiten den im 9. Jhd. geborenen, bis heute „im Verborgenen" lebenden Muhammad al-Mahdi als ihren Imam. Der Iran führt diesen verborgenen Imam sogar als offizielles Staatsoberhaupt und betrachtet sich als Schutzmacht des schiitischen Islam. Die absolute Mehrheit der Schiiten lebt im Iran, dessen Bevölkerung fast ausschließlich aus Schiiten besteht.

Die Sunniten lassen sich weiter unterteilen in die Anhänger der vier sunnitischen Rechtsschulen (Hanafiten, Malikiten, Hanbaliten und Schafiiten), die Schiiten nach ihrer Zählweise der geschichtlichen Imame (Zwölferschia, Siebenerschia, Fünferschia). Darüber hinaus gibt es eine Reihe ursprünglich islamischer Sekten, die aufgrund ihres deutlich abweichenden Religionsverständnisses mittlerweile als eigene Religionen aufzufassen sind und von den Sunniten bzw. Schiiten oft als eine Form von Apostasie angesehen werden. Zu diesen Religionen zählen etwa die Aleviten, die Drusen und die Bahai. Speziell die Bahai werden innerhalb der islamischen Gemeinschaft angefeindet.

Geschichte:

Wichtige Eckpfeiler in der Geschichte des Islam sind die Geburt Mohammeds um 570 n. Chr., sein Berufungserlebnis und der Beginn des öffentlichen Wirkens (ab 610), die Auswanderung von Mekka nach Medina unter öffentlichem Druck (622), die Eroberung Mekkas durch die Gefolgschaft Mohammeds und die Beseitigung des alten Göttinnenkultes (630), der Tod Mohammeds (632), die Ära der „rechtgeleiteten Khalifen" und direkten Nachfolger (632-661), die Eroberung Nordafrikas (665-698), die Eroberung Spaniens (bis zur Niederlage bei Tours und Poitiers gegen Karl Martell) und im Osten das Vordringen bis ins Industal (711-732), die christlichen Kreuzzüge (1096-1270) und die Rückeroberung Jerusalems durch Saladin (1187), der Angriff der Mongolen und der Verlust Baghdads (bis 1258), die Rückeroberung Konstantinopels aus europäischer Hand und das Vordringen der Osmanen bis Wien (1453-1526), der Verlust Spaniens (bis 1492), die Phase europäischen Vordringen v.a. von Frankreich und England (1798: Napoleon in Ägypten, 1830: Eroberung Algeriens durch Frankreich, 1882: Eroberung Ägyptens durch die Briten), das Ende des Sultanats in der Türkei und die Reformen unter Atatürk (1923-1938), die Gründung des Staates Israel (1948), die Ausrufung der Islamischen Republik Iran (1979), sowie in neuerer Zeit die Golfkriege (Irak vs. Iran, USA u.a.) und die Afghanistankriege (Afghanistan vs. UdSSR, USA u.a.). Zwischen diesen Phasen des Umbruchs entstanden und blühten in den eroberten Gebieten islamische Reiche und Herrscherdynastien, etwa das Khalifat der Umayyaden in Damaskus (bis 750) und ihre Herrschaft in Andalusien (bis 1031), das Khalifat der Abbasiden und das „goldene Zeitalter des Islam" (Hauptstadt Baghdad, bis 1258), die Fatimiden in Ägypten und Nordafrika (schiitisch, bis 1171), das Reich der kurdischen Ayyubiden (bis 1250), ihre Ablösung und die Herrschaft der Mameluken in und um Ägypten (bis 1517), die Seldschuken (bis 1194) und Osmanen (ab 1299) auf dem Gebiet der heutigen Türkei (geschichtliche Angaben: vgl. Khoury 2004, vgl. Sonn 2010). Der heutige Islam wurzelt nicht nur als Religion, sondern auch als Kulturraum in einer bewegten Geschichte.

Mohammed und der Koran:

Basierend auf dem Glauben an „denselben Gott" wie Juden und Christen, grenzt sich der Islam durch eine andere sprachliche und ethnische Herkunft, eine komplett neue heilige

Schrift und ein besonderes Gottesverständnis von den anderen abrahamitischen Buchreligionen ab. Gläubigen Muslimen gilt der Koran als das unverfälschte Wort Allahs, der zusammen mit den Überlieferungen über das Leben und Verhalten Mohammeds, der Sunna, die höchste Autorität innehat. Weder die Schrift noch die mündlichen Weisungen des Propheten sollen dabei jemals wieder verändert werden; der Islam betrachtet sich als das „letzte Wort" Gottes. So predigte Mohammed im Jahr vor seinem Tod: „Hütet euch vor den Dingen, die neu aufgebracht werden, denn alles, was neu aufgebracht wird, ist eine Neuerung. Jede Neuerung aber ist ein Gang in die Irre, und jeder Gang in die Irre führt ins Feuer!" (Reuter 2009). Diese Haltung erklärt den hohen Wert, den der Islam im Allgemeinen jeder einzelnen religiösen Aussage und jedem Gebot beimisst. Dennoch hat aber auch nach Mohammed natürlich noch eine Entwicklung stattgefunden, die bis heute anhält.

Noch viel mehr als Jesus im Christentum ist Mohammed im Islam die prophetische Kernfigur, auch wenn ihm selbst keine göttliche Natur zugeschrieben wird. Als Letzter in der Reihe der geschichtlichen Personen Adam, Abraham, Moses, Jesus, Mohammed ist er aber zumindest der Gesandte Gottes, und er spricht mit Autorität. Der Erfolg der sich zur neuen Religion entwickelnden Bewegung um den Propheten kommt dabei nicht von ungefähr. „Auf geniale Weise wird der Islam bestehende Elemente zu etwas Neuem fügen: Das Judentum kennt strikte Riten und Regeln, die dem Gläubigen Halt geben – aber keine Mission. Zutritt zur Glaubensgemeinschaft gewährt eigentlich nur die Geburt. Das Christentum wiederum missioniert – aber es ist abstrakter, ein Reich ‚nicht von dieser Welt'. Der Alltag der Christen wird kaum durch rituelle Vorschriften bestimmt, deren Einhaltung den Weg ins Paradies ebnet. Der Islam wird dem Gläubigen solche Vorschriften bieten, und er ist offen für alle – diese Kombination gab es noch nicht." (Reuter 2009). Der Erfolg des Islam ist demzufolge auch einer „systematischen Nische" zuzuschreiben, so wie sie z.B. für das Christentum durch die Aufgabe der komplexen jüdischen Religionsgesetze und der Beschneidung entstanden ist, oder für den Buddhismus durch das Ablegen der Kastenstruktur, der magisch-rituellen Aspekte und des komplexen Pantheons.

Über diese „religiöse Attraktivität" hinaus versetzte die Lehre Mohammeds seine Anhänger von Anfang an in die Lage, die Härten des Lebens zu überstehen, sie zu akzeptieren, und – wo möglich – zu überwinden. Sie kommt damit nicht nur theologischen Anforderungen nach, sondern auch dem Anspruch jeder Lebenshilfe, ob nun säkular oder religiös. "the struggle to put the Quran's comprehensive guidance into practice – to be steadfast in faith, honest, sincere, just, merciful, and charitable – requires ongoing effort in diverse and dynamic circumstances. Muslims look to the life of Prophet Muhammad as an inspiring example of how to follow Quranic guidance in all circumstances, no matter how conditions change. ... they persevered in their commitment to follow the guidance of God. They were instructed to suffer injustice with dignity." (Sonn 2010, S. 24). Die Fähigkeit zu einem solchen „Aushalten" unter widrigen Bedingungen ist gleichermaßen ein Ziel von Religion wie von Psychotherapie (Demling 2004, S. 41).

Lehre und Ritus:

Die „Fünf Säulen" des Islam umfassen das Glaubensbekenntnis (Schahada), das fünfmalige tägliche Gebet (Salat), die Almosensteuer (Zakat), das Fasten (Saum) im Monat Ramadan und die Pilgerfahrt nach Mekka (Haddsch), welche jeder Gläubige zumindest einmal im Leben machen soll. Daneben gibt es mit dem gemeinsamen Freitagsgebet in der Moschee und der Predigt durch den Geistlichen (Hoca/Hodscha, Imam) eine dem christlichen Gottesdienst ähnliche Institution.
Dogmatische Grundsätze des Islam sind u.a. der Glaube an Gott, die Engel, die von Gott enthüllte Schrift, die Propheten, das Jüngste Gericht und die göttliche Vorsehung (Al-Quadar). Für diese göttliche Vorsehung gilt: „The belief in Divine Predestination includes belief in four things: 1) God knows everything. He knows what has happened and what will happen. 2) God has recorded all that has happened and all that will happen. 3) Whatever God wills to happen happens, and whatever He wills not to happen does not happen. 4) God is the Creator of everything." (Ibrahim 1997, S. 48f). Gott ist im Islam also permanent in das Weltgeschehen involviert. Er hält die Dinge durch seine Macht in Gang.
Mit der Vorsehung bzw. Vorherbestimmtheit und der Involviertheit Gottes ist allerdings kein Pantheismus impliziert, sondern nur die Unmöglichkeit der Beschränkung Gottes auf einen bestimmten Ort und seine entscheidende Rolle auch im Kleinsten. Im Islam gibt es zwar einen freien Willen des Menschen, aber immer vor dem Hintergrund der Präsenz Gottes. Dies ist eine Nuancierung gegenüber dem Christentum, wo Gott zwar ebenfalls als allmächtig und allwissend und eingreifend betrachtet wird, aber mit größerem „Abstand" von der Welt, die er im Rahmen seines unfehlbaren, aber nicht notwendigerweise schon vorherbestimmten Handelns leitet. Der Glaube an die

Vorsehung und die Involviertheit Gottes im menschlichen Leben ist ein Proprium des Islam, mit Einfluss auf die Weltsicht der Gläubigen und ihre Art, sich Herausforderungen zu stellen. Natürlich gründet sich die Lehre des Islam nicht nur auf Glaubenssätze. Zusätzlich zu den dogmatischen Inhalten (wie z.B. die Einheit Gottes, die göttliche Vorsehung) besitzt der Islam als „Werkzeuge" bzw. Prinzipien auch einen inneren, „esoterischen" Aspekt, genannt Tariqa („Weg, Methode", vgl. christliche Mystik, Exerzitienkultur), der sich Gott auf mystische Weise annähert und damit der Vervollkommnung des Einzelnen dient, sowie einen äußeren, „exoterischen" Aspekt. Letzterer umfasst u.a. die Schari'a (islamisches Gesetz), welche die Ordnung und die Grundlagen der islamischen Gesellschaft bewahren soll. Zusammen mit der Haqiqa („Wahrheit") und Ma'rifa („Erkenntnis") sind dies auch die Kernbegriffe des Sufismus, einer die islamischen Konfessionen übergreifenden mystischen Strömung mit vielen verschiedenen Orden (Tariqas, vgl. Kapitel „Sufismus"). Eine Beurteilung z.B. des Koran hinsichtlich des „esoterischen" und „exoterischen" Gehaltes ist in der Philosophie und Religionswissenschaft üblich (Nasr 2006, Leaman 2002, Corbin und Sherrard 1996). „An important distinction has to be made between exoteric (zahir) and esoteric (batin) works." (Leaman 2002, S. 210).

Praktische Religiosität und Seelsorge:

Aufgrund der hohen religiösen Durchdringung des Lebens der Gläubigen und des vermutlich geringeren Anteils „passiver Mitgliedschaft" unter islamischen Menschen wird der Islam mittlerweile oft sogar als die zahlenmäßig größte Religion bezeichnet, wenn auch die Statistiken nur die formale Zugehörigkeit erfassen können. „Many Muslims (and some non-Muslim) observers claim that there are more practicing Muslims than practicing Christians in the world. ... It seems likely, but we would point out that there are different opinions on the matter, and a Muslim may define 'practicing' differently than a Christian. In any case, the primary criterion for the rankings on this page is self-identification, which has nothing to do with practice." (Hunter 2010c). Während ein Katholik etwa auch ohne das tägliche private Gebet Katholik sein kann, ist dies bei Muslimen schwer denkbar. Die Vertrautheit mit den praktischen religiösen Mitteln ist im Islam sehr groß.

Die meisten Muslime betrachten ihre Religion bzw. deren gelehrte Vertreter auch als erste Anlaufstelle bei (psychischen) Problemen; die Anwendung von religiösen Ressourcen auf weltliche Probleme ist hier etabliert. Der geistliche Leiter einer Gemeinde, der Vorbeter (Hoca) oder Imam, wird oftmals auch als eine Form von Heiler oder Heilpraktiker konsultiert. „Magische Heiler, Hocas genannt, werden als wichtige Autoritäten anerkannt und zur Behandlung von Erkrankungen aufgesucht. ... Im wörtlichen Sinne bedeutet dieser Begriff ‚islamischer Religionsvertreter', im weiteren Sinne ‚Lehrer', ‚Magier' und ‚nicht-ärztlicher Heilkundiger'. Neben den von einer islamischen Gemeinde als Koranlehrer bestellten Hocas gibt es mehr oder weniger mit dem Koran vertraute Hocas, die vornehmlich magische Praktiken ausüben, wobei fließende Übergänge bestehen. ... Hocas, die als hohe Autoritäten gelten, [werden] wegen eines breiten Spektrums unterschiedlicher Probleme aufgesucht, die von Krankheiten, wie z. B. Depressionen oder Epilepsie, chronischen Beschwerden, familiären Schwierigkeiten, bis hin zu ökonomischen oder beruflichen Konflikten reichen." (Assion et al. 1999, Rüschoff 1992). Hocas im erwähnten Sinne schöpfen zwar theoretisch und methodisch aus ihrer Religion, nehmen dabei aber Aufgaben wahr, wie sie im christlich geprägten Deutschland vielleicht am ehesten von Heilpraktikern erfüllt werden (vgl. Demling et al. 2002).

Darüber hinaus räumt der Islam der Therapie einen hohen Stellenwert ein. Die muslimische Psychotherapeutin Malika Laabdallaoui lebt und arbeitet in Deutschland und nimmt in ihrer Therapie und ihren Büchern ausdrücklich auch auf religiöse Inhalte Bezug: „... auch fromme Menschen können natürlich Hilfe benötigen. Der Koran verpflichtet den Gläubigen ausdrücklich, sich bei gesundheitlichen Problemen fachmännische Hilfe zu holen." (Laabdallaoui und Gerbert 2006). Ein „festes Gottvertrauen" sei eine gute Grundlage für gesundheitliches Wohlergehen.

Der Islam als spirituelle Lehre und länderübergreifende Kultur hat, ähnlich wie, aber wohl noch mehr als andere Weltreligionen auf alle Lebensbereiche seiner Gläubigen Einfluss. Er hat Konzepte entwickelt für Staat, Recht, öffentliches und privates Handeln sowie für allgemeine menschliche Herausforderungen im Angesicht von Krankheit und Unglück. Wie auch andere heilige Schriften kann der Koran gelesen werden als Anleitung zum „richtigen" Leben, und dies schließt eine psychologische Wirkung mit ein. Am Beispiel bedeutender Gelehrter der islamischen Geschichte sowie der mystischen

Tradition des Sufismus werden im Folgenden „psychotherapeutische" Aspekte des Islam beleuchtet.

3.5.1 Islamische Gelehrte und ihr Einfluss auf die Psychologie

Die Hochphase der Wissenschaft und Medizin im Islam fällt mit dem Kern des europäischen Mittelalters (9. bis 13. Jahrhundert) zusammen; was in Europa eine Zeit des Umbruchs, teilweise auch der Rückschritte und verringerten schriftlichen Werkschaffens ist („finsteres", da wenig Quellen lieferndes Mittelalter), ist in Nordafrika, dem Nahen und Mittleren Osten das „goldene Zeitalter". „The Arabic language was synonymous with learning and science for 500 years, a golden age that can count among its credits the precursors to modern universities, algebra, the names of the stars and even the notion of science as an empirical inquiry." (Overbye 2001).

Der medizinische Fortschritt im islamischen Kulturraum führte auch erstmals zu erwähnenswerten Institutionen der klinischen Psychiatrie: „Bereits 981 war in Bagdad an einem Allgemeinkrankenhaus eine Abteilung für Gemüts- und Nervenkrankheiten eingerichtet worden, es folgten ähnliche Institutionen in Kairo und anderen arabischen Städten. Spezielle psychiatrische Kliniken gab es seit 1169 in Damaskus, 1270 in Aleppo, unter dem islamischen Einfluss eröffneten vergleichbare Einrichtungen im 14. und 15. Jahrhundert in Spanien." (Kaiser 2007, S. 221).

Mohammeds Ansichten als Grundlage:

„Mohammad was an illiterate member of a lowprestige tribe, but a respected and capable trader. He was in the habit of meditating in a desert cave near Mecca. At 40 years of age, he began to hear the words of Allah, which were transmitted to him through the archangel Gabriel." (Pridmore und Pasha 2004). Diese Visionen, die die Grundlage für seine Botschaft bildeten, waren für Mohammed (ca. 570-632) wohl ebenso beängstigend wie wegweisend. Er hat möglicherweise bereits in seiner Jugend an einer Art von Krampfanfällen gelitten, die seinen Eingebungen vorausgingen. Dies schreibt Ibn Ishaq (ca. 704-768), der erste Chronist, der das Leben des Propheten umfassend dokumentiert hat, noch bevor die „Heiligenstarre" (Reuter 2009) einsetzte. Zwar wurde dies von späteren Geschichtsschreibern nicht mehr erwähnt, doch „ ... der 814 gestorbene Junus Ibn Bukair bewahrte dieses Detail: Dass Mohammed in seiner Jugend von Anfällen heimgesucht wurde, die ihn zitternd niedergehen ließen. ... ‚Das geschah, bevor die Eingebungen auf ihn herabkamen.' ... Die Mekkaner sind nicht beeindruckt. ... Einige schlagen vor, Mohammed einen Dichter zu nennen. Oder gleich einen Verrückten, dem man einen Arzt besorgen und, zum Wohl der Gemeinde, auch bezahlen sollte." (Reuter 2009). Wie immer man diese Berichte interpretiert – es ist davon auszugehen, dass Mohammed mit psychischen Ausnahmezuständen konfrontiert war und dass er um ihre „Gewalt" wusste. Er unterstellte den Kranken deshalb auch nicht pauschal moralische Verfehlungen, und er hatte in medizinischen Dingen durchaus eine modern-logische Sichtweise: „The Prophet stressed that ‚for every disease there is a cause', which strongly persuaded followers to seek treatment. He understood psychological factors in disease, as indicated by his saying ‚He who is overcome with worries, will have a sick body'. Muslim theologians believed that the Prophet advocated combining medicine with divine healing and physical treatment with psychological treatment" (Kinzie 2001, S. 17). Damit hat Mohammed selbst schon den Grundstein für die späteren Fortschritte in der Therapie auch psychischer Erkrankungen gelegt, wie sie von islamischen Ärzten im Verlauf der folgenden Jahrhunderte erzielt wurden. Und durch seine eigenen Erfahrungen ist auch erklärbar, warum im Koran ein vergleichsweise positives und auch die kreativen Seiten betonendes Bild der „Verrücktheit" gezeichnet wird: "The most common word used to refer to the mad person, i.e. insane or psychotic in the Koran is 'majnoon'. This is mentioned five times to ascribe how prophets were perceived. The same word is used by the masses to describe the perceived eccentricity of all prophets when they attempt to guide their people to enlightenment." (Okasha 2010, S. 124).

Rhazes (ca. 864-932):

Zu den bekanntesten Ärzten, Theologen und Philosophen des Islam gehört der Perser Al-Razi (latinisiert: Rhazes). Ihm standen nicht nur das Wissen seines wissenschaftlich ebenfalls einflussreichen Lehrers Al-Tabari sowie ärztlicher Vorgänger wie Al-Kindi (vgl. Ivry 2008), sondern auch die Übersetzungen der klassischen griechischen Werke von Platon, Aristoteles und Galen zur Verfügung. Der Fluss wissenschaftlicher Erkenntnis aus dem alten Griechenland über den islamischen nahen Osten und später wieder zurück nach Europa ist oft beschrieben worden. „Islam resuscitated the dying culture of Greek medicine and richly fortified it with astute observations and scholarship." (Okasha 2010, S. 124).

Rhazes verfasste nicht nur eine Enzyklopädie der bis dahin bekannten körperlichen Medizin ("Continens"/Al Hawi), die in Europa zu einem Standardwerk wurde, sondern er unterstrich auch die Bedeutung der Psyche für die menschliche Gesundheit. Er praktizierte bereits eine „einfache, aber als effizient geschilderte Form von Psychotherapie" (Demling 2004, S. 47), und er nutzte im Rahmen seines therapeutischen Konzeptes auch musikalische Mittel. Speziell die Bedeutung der Musik blieb auch in der klassischen islamischen „Psychotherapie" und allgemein der Behandlung psychisch Kranker bestehen (J. E. Staehelin 1957).

Es ist anzumerken, dass Rhazes zwar den Dogmen des Islam im Einzelnen kritisch gegenüberstand, seine Ansichten zu Psychologie und Neurophysiologie aber dennoch religiös-mythisch geprägt sind und später auch von Philosophen strengeren Glaubens aufgenommen wurden. Seine phänomenologische Systematisierung des Geistes in Abbildung/Vorstellung, Assoziation/Denken und die Erinnerungsfähigkeit ist auch heute noch stimmig. „In an introductory medical treatise, Razi goes into further physiological detail concerning the responsibilities of the various psychic organs [d.h. der abgrenzbaren geistigen Fähigkeiten, Verf.]. The special faculties required for the brain to exercise its soul's dominion [d.h. die einzelnen Denkkategorien, Verf.] are identified as the imagination ... a cogitative power ... and memory. ... Razi's mythically based metaphysics, coupled with his belief in the transmigration of the soul [Seelenwanderung bzw. Reinkarnation, Verf.] and a bold indifference to identifiably Islamic tenets [Glaubensgrundsätze, Verf.], led to his marginalization among the faithful and philosophers alike. Nevertheless, Razi as well as al-Kindî sketched the components of cognition that later philosophers were to develop." (Ivry 2008). Gerade diese "components of cognition", d.h. die zur Ausführung eines Denkvorgangs nötigen und das Bewusstsein bildenden Prinzipien, Konstrukte, Bestandteile haben viele islamische Philosophen und Ärzte beschäftigt.

Avicenna (ca. 980-1037):

Der nächste bedeutende Arzt des Islam nach Rhazes – und zugleich der namhafteste – war der Perser Ibn Sina (latinisiert: Avicenna), der ebenso wie Rhazes die meiste Zeit seines Lebens im heutigen Iran praktizierte. In der Zwischenzeit hatten Philosophen wie etwa Al-Farabi (ca. 872-950, lat. Alpharabius) umfassende Theorien zur Geist, Intellekt und Psychologie aufgestellt, diese aber nicht zu klinischer Anwendung gebracht. Der Kliniker Al-Majusi (gest. ca. 983, latinisiert: Haly Abbas) hatte wiederum eine umfassende medizinische Enzyklopädie verfasst, die auch auf psychische Erkrankungen

Bezug nahm. Avicenna nun baute als Arzt auf diesen Arbeiten auf, v.a. denen Al-Farabis: „In fact, al-Farabi's true spiritual posterity is found in Avicenna, who acknowledged him as his master." (Corbin und Sherrard 1996, S. 165).

Sein Hauptwerk, der "Canon", wurde mehr noch als Al-Razis „Continens" in den folgenden Jahrhunderten zum Standardwerk der europäischen Medizin schlechthin. Das dritte von fünf Büchern des Canon ist dabei der Psyche und dem Nervensystem gewidmet. Es enthält unter anderem Fallbeschreibungen zu psychosomatischen Krankheitsbildern, ihrer Diagnose und Behandlung. Zur „Liebeskrankheit" – im alten Persien als soziales Phänomen verbreitet, heute evtl. als Anpassungsstörung zu verstehen – schreibt er etwa: "A cachectic patient was brought to me with a plethora of chronic and debilitating diseases and prolonged fever, all of which were related to the love disorder. By reaching his sweetheart, I was amazed at how quickly he became reenergized. So, it became clear to me that human health is obedient to and under the control of mind." (Avicenna, zitiert in Mohammadali und Tubbs 2007).

Die Wahrnehmung des Körpers als unter der Kontrolle des Geistes stehend bringt ihn dabei zu „klassischen" psychosomatischen Schlussfolgerungen. Im erwähnten Beispiel nutzt er später sogar die Pulsfrequenz des Patienten als diagnostisches Kriterium bei der Frage nach dem „Objekt" der Obsession, und auch zum Umgang mit diesem Stressor werden hier Empfehlungen gegeben. Dazu gehören neben der offensichtlichen Lösung durch eine Vereinigung der Liebenden auch einsichtsorientierte Gespräche oder ablenkende Tätigkeiten (Mohammadali und Tubbs 2007).

Avicenna nutzte psychotherapeutische Methoden gleichberechtigt mit körperlicher Behandlung. Sein Bild vom menschlichen Geist, und damit die Grundlage seiner Arbeiten, war dabei stets von religiösen Annahmen geleitet, mit Engeln als Trägern der göttlichen Macht (Angelogie): "God is the final cause of intellection, He is not directly involved in the entire process, a sanctified Agent Intellect being His intermediary to man. Here as elsewhere, we see Avicenna attempt to accommodate his philosophy to traditional religious conceptions." (Ivry 2008). Vor diesem Hintergrund sind die Theorien und therapeutischen Ansätze Avicennas religiös gut begründet. Im Gegensatz zu Rhazes und später Averroes wurde er deshalb nicht aus dogmatischen Gründen angefeindet (aus politischen Gründen aber dennoch mindestens einmal eingekerkert).

Al-Ghazali (ca. 1058-1111):

Kein Arzt, aber ein bedeutender Lehrer, Rechtsgelehrter und als Verkünder seiner Religion eine Führerpersönlichkeit war der Sufi Al-Ghazali. In der Phase zwischen Avicenna und Averroes gewann er psychologische Erkenntnisse, die auch moderne Theorien vorwegnehmen; z.b. schrieb er über das Lernen und die Konditionierung von Mensch und Tier (nach Art der „klassischen Konditionierung"). In seiner Wissenschaft verließ er sich ganz im Sinne der Mystik weniger auf die klassische und geschätzte Logik als auf intuitives Verständnis.
„'To the sick man sweet water tastes bitter in the mouth' [d.h. ein eigentlich angenehmer Reiz kann z.B. durch Krankheitssymptome oder Übelkeit negativ konnotiert werden, Verf.]. Ghazali's work not only predates Pavlov, but also exceeds contemporary knowledge of conditioning. At the time of writing, informed opinion is split between whether indoctrination, whether overt or covert [offene bzw. versteckte Beeinflussung, Verf.] is desirable or otherwise, whether ... it is inescapable or not [d.h. ob moralisch wünschenswert, und ob für den Betroffenen unausweichlich, Verf.]. ... He specifically disclaims the knowledge or logical method as their origin. He arrived at his knowledge ... through a form of direct perception of the truth which has nothing to do with mechanical intellect." (Okasha 2010, S. 126f). Es wurden also zu Ghazalis Zeit auch schon die moralischen und politischen Implikationen der neuentdeckten „Konditionierbarkeit" des Menschen diskutiert.
Die erwähnte Konditionierung nach Ghazali kann dabei z.B. im Sinne einer Selbstdisziplinierung und -erziehung oder als Form von „Verhaltenstherapie" betrachtet werden, durch Beobachtung und Belohnung bzw. Bestrafung seiner selbst (in diesem Fall nach moderner Terminologie bereits „operante Konditionierung"). Ziel ist dabei auch die Verringerung von Ego und Verlangen: „'Slaughter the soul with the knives of contravening its desire', the Sufis urged. For the soul (nafs), when unweaned, 'is constantly enjoying evil'" (Winter, in Ghazali und Winter 1995, S. XXVIII). Hier finden sich Analogien zum Zen-Buddhismus, zu Mindfulness-basierten Techniken und zur kognitiven Verhaltenstherapie.
Während in modernen säkularen Therapien die Aufmerksamkeit und das Denken gerne als wandernder „Scheinwerfer", als Fernseher ohne Fernsteuerung oder als Schiff an lockerem Anker (Sanderson 2006) veranschaulicht wird, findet sich sowohl im Zen als auch in Ghazalis sufistischer Theorie die Wahrnehmung des eigenen Geistes als eine Art

von „Haustier", dessen Triebe einerseits trainiert, andererseits akzeptiert werden müssen. Im Zen ist dies z.B. der „Monkey Mind" (vgl. S. Suzuki und Dixon 2005, S. 101, vgl. McClain und Adamson 2005, S. 6f), bei Ghazali z.b. ein Hund oder ein Esel: „The lower soul is often likened to an animal, such as a dog or donkey. Whereas in early Muslim piety it was often believed, perhaps under Christian influence, that this creature should be put to death, later generations ... developed the teaching that it could not be killed, but should instead be trained and disciplined. Thus even the stubbornest horse can become a well-trained steed, a necessary aid on the spiritual path." (Winter, in Ghazali und Winter 1995, S. XXIX). Der islamische Sufismus ist nach wie vor ein bedeutender Zweig religiöser Mystik, und die spezielleren Theorien Al-Ghazalis, etwa zur Konditionierung, wurden erst in jüngerer Zeit „wiederentdeckt". Hier hat ein bedeutender Theologe – mithin der Islam selbst – Ideen entwickelt, die zu heutigen säkularen Methoden und Therapieansätzen bemerkenswerte Parallelen aufweisen.

Averroes (ca. 1126-1198):

Der aus dem spanischen Cordoba stammende Arzt Ibn Rushd (latinisiert: Averroes) ist wohl zusammen mit Avicenna, dem "zweiten Lehrer" (nach Aristoteles als „erstem Lehrer"), die einflussreichste Persönlichkeit der islamischen Geisteswissenschaft (vgl. Begriffe „Avicennismus"/ „Averroismus", in Corbin und Sherrard 1996). Ebenso wie seine ärztlichen Vorgänger Rhazes und Avicenna betätigte er sich mindestens ebenso sehr schriftstellerisch und philosophisch wie in seiner klinischen Tätigkeit. Tatsächlich ist er hierfür sogar bekannter. Averroes kommentierte u.a. fast alle Texte von Aristoteles und brachte sie dadurch als „Der Kommentator" wieder in die europäische Erinnerung zurück. Er analysierte auch zeitgenössische Werke, etwa die des oben genannten Sufis und Theologen Al-Ghazali.
Der besondere Weg der Sufis wurde im Islam schon immer zur Zielscheibe traditioneller philosophischer und theologischer Kritik. Zu den Gegnern ihrer Denkweise gehörte auch Averroes: „Averroes follows al-Ghazali's text step by step, refuting it as he goes along, sometimes taking a wicked delight in referring to al-Ghazali's other books and showing him to be in flagrant contradiction with himself." (Corbin und Sherrard 1996, S. 244). Averroes ist demnach eher der logische Empiriker (in dieser Weise behandelte er auch die psychischen Erkrankungen seiner Patienten). Seine Psychologie ist kein mystischer, „mindfulness basierter" Weg, sondern Beschreibung, Klassifizierung, Empirik. Averroes'

Bild des menschlichen Geistes ist wieder nüchterner und „mechanischer" als das von Al-Ghazali (Intuition, Mystik) und Avicenna (Angelogie). Seine phänomenologische Identifizierung der „Komponenten" des Bewusstseins ähnelt mehr der von Rhazes als der von Vertretern aus der Zwischenzeit. Interessanterweise sind es auch Rhazes und Averroes, die für ihre theologischen Ansichten am meisten angefeindet und behindert wurden (Verbannung, Ämterverlust etc., vgl. Corbin und Sherrard 1996, S. 243).
"Ibn Rushd's views on psychology are most fully discussed in his *Talkbis Kitab al-Nafs* (Aristotle on the Soul). Here Ibn Rushd ... divided the soul into five faculties: the nutritive, the sensitive, the imaginative, the appetitive and the rational. The primary psychological faculty of all plants and animals is the nutritive or vegetative faculty ... The remaining four higher faculties are dependent on the nutritive faculty and are really perfections of this faculty, the product of a nature urging to move higher and higher." (Hillier 2010). Eine solche seelische Hierarchie des Menschen nach Bedürfnis- und Leistungsdimensionen findet sich auch als Grundlage moderner Persönlichkeitstheorien (und damit von Therapien). Maslows fünfstufige Bedürfnispyramide (nicht-erweitert) etwa beginnt ebenfalls mit den physiologischen Bedürfnissen und endet mit der rationalen Selbstverwirklichung.

Nicht nur auf dem Gebiet der psychologischen Theorie, sondern auch in der klinischen Behandlung neurologischer und psychiatrischer Patienten bewies Averroes seine moderne, systematische Denkweise. Er beschrieb u.a. bereits den Morbus Parkinson und diskutierte verschiedene Ätiologien des Schlaganfalls, der von Galen nur kurz bedacht worden war (vgl. Tbakhi und Amr 2008). Seine philosophischen Arbeiten bildeten u.a. für den ebenfalls aus Cordoba stammenden jüdischen Zeitgenossen Maimonides (ca. 1138-1204) eine wichtige Anregung, z.B. für sein technisches Vokabular (vgl. Leaman 2002, S. 77ff, vgl. auch Abschnitt Judentum). Insgesamt markiert das Wirken Averroes´ einen Gipfelpunkt der islamischen Geisteswissenschaft.

Anhand der fünf bedeutenden islamischen Persönlichkeiten Mohammed, Rhazes, Avicenna, Al-Ghazali und Averroes ist ersichtlich, dass die Theologie und die grundsätzlich von der Theologie ausgehenden medizinischen Geistestheorien und – therapien des Islam in vieler Hinsicht Parallelen zur modernen säkularen Wissenschaft aufweisen. Dabei liegen ihre innovativsten Leistungen weniger in der praktischen Methodik als in der Schaffung systematischer Grundlagen, wie sie auch in heutigen Therapieformen wiederkehren (Persönlichkeitstheorien, Lernen, Konditionierung,

Intelligenz, Phänomenologie u.a.). Das religiöse Proprium, d.h. etwa der Glaube an die Unfehlbarkeit des Koran und der Aussagen Mohammeds, ist dabei stets Ausgangspunkt und Richtschnur ihrer Philosophie.

3.5.2 Der Sufismus

Wie in der Einführung zum Islam angesprochen, werden das islamische Gesetz und die dogmatischen Inhalte ergänzt durch einen inneren, „esoterischen" Aspekt, die Tariqa. Die spirituelle Strömung des Islam, welche diesen Aspekt in den Mittelpunkt stellt, ist der Sufismus. "Though many may be satisfied with the outer form of the religion - the Shari'a - it is the deepest purpose of human existence to journey from the outward to the inward and so 'return creation to its origin.' This requires a spiritual Path - a Tariqah. In order to penetrate to the inner meaning of Revelation, the seeker must first of all conform to the outer requirements of the particular religion in question but in addition must have access to the grace (barakah) that has its source in that Revelation." (Cheetham 2003, S. 102).
Der Sufismus – und generell die mystischen Elemente im Islam – stellen einen ganzheitlichen („holistischen") Ansatz in der Betrachtung von Mensch, Welt und Gott dar. Im Zuge des allgemeinen Aufschwungs (zumindest des Begriffs) der „Ganzheitlichkeit", etwa in der Medizin und der Psychologie, nimmt auch das Interesse an religiös entlehnten Philosophien und Techniken im traditionell eher analytisch-mechanistisch geprägten „Westen" zu. Personen, die die islamische Mystik z.B. in Europa und den USA bekannt gemacht haben, sind u.a. Henry Corbin, Hossein Nasr, Idries Shah und Coleman Barks. „It is difficult to overemphasize the significance of what might be called mysticism within the Islamic philosophical world. Virtually all the major thinkers ... at least expressed some interest in it. ... Islamic philosophy is taken to be much more holistic than, say, Western philosophy, which sees itself often as the technical investigation of particular concepts which we employ in our thinking about the world." (Leaman 2002, S. 191).
Erste Beispiele für eine islamische Religiosität im Zeichen von Askese, Rückzug und direkter Gotteserfahrung finden sich sehr bald nach dem Tod Mohammeds. Diese steht dabei aber auch noch im Zeichen ihrer philosophischen Vorläufer, nicht nur des Islam selbst. Anleihen genommen werden etwa beim asketischen Leben Jesu Christi, beim Neuplatonismus (Ablehnung von Offenbarung zugunsten der Erkenntnis „aus sich"), sowie bei buddhistischen und hinduistischen Wandermönchen („Aufgehen", Nirvana etc.) im Nahen Osten (Khoury et al. 2004).
Im Laufe der Entwicklung des Sufismus wird sein islamischer Charakter aber klar. „Auch wenn der Einfluß außerislamischer Vorbilder und Vorstellungen ausgemacht werden kann, so bleibt die Mystik im Islam dennoch unverkennbar islamisch ... Sie ist in den

Herzen von Menschen entstanden, die der islamische Glaube geformt hat, und sie ist auf der Grundlage von Vorstellungen und Verhaltensweisen gewachsen, die den Islam kennzeichnen. Durch ihren Ausgangspunkt und ihre eigene Prägung ist diese Mystik in erster Linie die Mystik des Islams." (Khoury et al. 2004).

Tariqa, Derwische, der Sheik und die Initiation:

Die islamischen Asketen lebten ursprünglich allein und bildeten keine Gruppen. Da jedoch in ihrer Tradition die Lehre grundsätzlich nur von einem „Meister" (Sheik) auf den Schüler übergehen kann, d.h. eine lückenlose Kette der Überlieferung bestehen muss, waren Zusammenkünfte unvermeidbar. Bekannte Lehrer des Sufismus wurden zu Gründern ordensähnlicher Gemeinschaften. Diese Gemeinschaften stellten jeweils einen bestimmten „Weg" (tariqa) der Gotteserkenntnis dar. Ihre Mitglieder werden entweder als Sufis oder als Derwische bezeichnet. „Bald ergab sich aber, daß die Meister von zahlreichen Schülern umschart wurden. Somit stellte sich die Notwendigkeit heraus, eine Organisation der geistlichen Leitung zu sichern. So entstanden im 12. Jahrhundert die Bruderschaften mit ihrer festen Gestalt. Die Mystiker trugen ein Kleid aus Wolle (suf) und erhielten die Bezeichnung Sufi, ‚Wollbekleidete'." (Khoury et al. 2004)

Die Aufnahme in einen Sufi-Orden und der Beginn dieses neuen Lebens werden als eine Art von Initiation aufgefasst. "An initiation is required that attaches the disciple to a master, who must in turn be connected with the Prophet by means of an initiatic chain of transmission (silsilah). The master will by definition have command of a method for training the soul. And the disciple must gain sufficient knowledge of the doctrine of the nature of things to be an aid during the journey." (Cheetham 2003, S. 102).

Die hierarchische Ordensstruktur, die große Bedeutung des Meisters und der absolute Gehorsam des Novizen sind dabei gemeinsame Elemente etwa mit christlichen und buddhistischen Mönchsorden (vgl. „Kadavergehorsam" nach Ignatius von Loyola). „Der Gläubige ist in Gottes Hand wie die Leiche in der Hand des Leichenwäschers" (Khoury 2004, über den Sufismus). Unabhängig von den „mittelalterlichen" Konnotationen eines solchen „unselbstständigen", „unaufgeklärten" Verhältnisses scheinen gerade die mystischen Strömungen der Religionen auf starke geistige Führer zu vertrauen. Ein Akt der Selbstaufgabe und des Vertrauens ist unverzichtbar, d.h. ein Sich-Verlassen auf die Kompetenz des „Therapeuten" und die Aufgabe der Verhaftung in eigenen Vorannahmen.

Analogien und Wirksamkeitsgrundlagen:

„It may be helpful to suggest that Sufism has a family resemblance with other traditions – such as Kabbalah, Christian mysticism, Yoga, Vedanta, or Zen" (Chittick 2008, S. 2). Ziel der sufistischen Mystik ist das Einswerden mit Gott; dieses Einswerden wurde im Christentum als „unio mystica" bezeichnet. Der Sufismus verfolgt üblicherweise einen vierstufigen Weg, beginnend mit der Loslösung von sinnlicher Wahrnehmung (Abwendung von der Außenwelt, etwa während der Meditation), endend mit der Auflösung in Gott (vgl. die gestuften Techniken des Yoga, des autogenen Trainings etc). Die tägliche - am besten in den Morgenstunden ausgeführte - Mediation (Dhikr) kann z.b. in einem ungestörten Gemeinschaftsraum (Tekke), etwa eines Ordens, stattfinden (vgl. Zendo im Zen); sie kann unterschiedliche Formen annehmen (sitzend, gehend, rezitierend, arbeitend, ... – vgl. Zazen, Kinhin, Samu etc. im Zen).

Die Analogien etwa zum Zen sind damit noch nicht erschöpft. Der Sufismus betont eine persönliche Kette der Überlieferung, weniger eine Schriftliche. Er kennt kurze, anekdotenhafte Lehrgeschichten (meist über Erlebnisse berühmter Lehrer, etwa Nasreddin Hoca, vgl. Shah 1971, S. 63f) mit einer oft paradoxen, nur intuitiv erkennbaren Bedeutung. Er ist unterteilbar in eine Strömung, die die Wichtigkeit des aktiven Strebens nach Einheit mit Gott betont, und eine, die dies eher dem Zufall überlässt (vgl. Leaman 2002, S. 193, vgl. Rinzai und Soto im Zen). Er lehnt eine dualistische Wahrnehmung von Gott und der Welt und innerhalb der Philosophie ab; ein Wesensunterschied zwischen Gott und seiner Schöpfung, zwischen Denker und Gedanken wäre bereits eine Einschränkung von „tawhid", der Einheit Gottes als Grundlage des ganzen Islam (vgl. Leaman 2002, S. 194). "It is sometimes said, for example, that for the mystic the ideal model of reasoning is circular as compared with the linear reasoning of logic, since circular reasoning replicates the nature of reality by the process returning to its starting point, in just the same way that in reality everything is in a sense just one." (Leaman 2002, S. 193).

Die erwähnten Merkmale des Sufismus und die Analogien zu anderen Religionen und säkularen Techniken sind nicht nur Beispiel für Parallelentwicklung und gegenseitige Befruchtung, z.B. durch die erwähnten Wandermönche des Hinduismus bzw. Buddhismus (vgl. Einleitung zum Sufismus), sondern auch Grundlage der Wirksamkeit auf die Anhänger. Die „funktionierenden Prinzipien", die u.a. im Sufismus zum Tragen kommen, sind verschiedene Techniken der Meditation und Kontemplation (Dhikr) und eine die Lebensbewältigung begünstigende, „mindfulness-basierte", akzeptierende, intuitive Philosophie auf der Grundlage des Gottesglaubens. Tatsächlich ist der Sufismus – wie die christliche Mystik, und im Gegensatz etwa zum Zen und säkularen Methoden – eine Möglichkeit für Gottesgläubige, die Diskrepanz zwischen den eigenen Gefühlen (mit der Notwendigkeit, sie zu akzeptieren) und der praktisch-rationalen Betrachtungsweise des Lebens zu ertragen. "One of the useful features of mysticism is that it provides at one level a role for God in a world which has no role for him at another level. This comes about by making a sharp distinction between the intellectual understanding of the world and our emotional reaction to it, between reason (aql) and its ability to structure the nature of reality, and our actual experience (dhawq) of reality." (Leaman 2002, S. 192).

Die Hinwendung zu Gott ist für den Gläubigen das, was z.B. im Buddhismus das Verweigern von „attachment" (Anhaftung) an die durch rational erklärbare Ereignisse ausgelösten Gefühle ist (vgl. auch Morita-Therapie/"das an nichts hängende Herz", Dialektisch-behaviorale Therapie etc). Die dafür notwendige Fähigkeit zur Introspektion, zur Identifizierung von Gefühlen und zur systematischen Trennung von den auslösenden Ereignissen ist in jeder der erwähnten Techniken automatisch inbegriffen (d.h. Training gegen Alexithymie, vgl. hierbei helfende Rolle des Sheiks):

"Modern psychology has demonstrated that most of man's actions and behaviour are determined unconsciously. Sufism for its part holds that the nafs-i ammarah (the carnal or 'demanding' soul) possesses a tyrannical control over human thought and behaviour. ... The passional tendencies of man's soul drive him relentlessly to satisfy his every animal, sexual, and aggressive instinct." (Nurbakhsh 1978; ein Beitrag zu "Sufism and Psychoanalysis"). Das Erkennen dieser Triebe als erster Schritt zur Änderung ist der (psycho)analytische Aspekt des Sufismus. Trotz dieser teilweise analogen Ziele und Methoden scheint die Psychoanalyse als Therapieform in islamischen Gesellschaften nur begrenzte Resonanz zu finden (vgl. z.B. Azhar 1997 zur Situation in Malaysia).

Botschaft und Sprache:

Die Blütezeit des Sufismus und das Leben seiner bedeutendsten Lehrer und Autoren fallen mit dem goldenen Zeitalter des Islam zusammen. Bereits an anderer Stelle besprochen wurde Al-Ghazali (ca. 1058-1111). Ein gutes Jahrhundert später schufen die beiden Sufis Ibn Arabi (ca. 1165-1240) und Rumi (ca. 1207-1273) die bis heute grundlegenden Werke der islamischen Mystik. Zwar nahmen beide eine ähnliche philosophische Haltung ein, doch bedienten sie in der Wahl ihrer sprachlichen Mittel ein unterschiedliches „Publikum": "The former wrote voluminously in Arabic prose ... His works are enormously erudite and exceedingly difficult... In contrast, Rumi wrote over 70,000 verses of intoxicating poetry in a language that any Persian-speaking Muslim could understand. ... we are dealing with two modes of human perfection that yield differences in perspective, rhetorical means, and emphasis, despite a unity of purpose." (Chittick 2008, S. 35).

Hier findet sich demnach eine komplementäre, „zielgruppenangepasste" Nutzung unterschiedlicher sprachlicher Register – eine Notwendigkeit und ein entscheidender Vorteil für jede religiöse, säkulare, lebenshilfliche und psychologische Botschaft. Nicht umsonst interessiert sich auch heute noch eine große Anzahl an Menschen für die Poesie und den tieferen Inhalt z.B. Rumis; die Übersetzungen seiner Schriften durch Coleman Barks sind in den USA sehr bekannt. "In a country where Pulitzer Prize-winning poets often struggle to sell 10,000 books, Barks' translations of Rumi have sold more than a quarter of a million copies." (Marks 1997).

Der Sufismus ist ein Beispiel einer Religionsauffassung, die zwar in vielerlei Hinsicht „kompatibel" und parallel ist zu säkular-psychologischen Techniken und fernöstlicher Philosophie, dabei aber gleichzeitig die monotheistischen Grundsätze der abrahamitischen Religionen aufrechterhält und nutzt. Es findet sich im Vergleich z.B. zum Buddhismus eine relativ wenig abstrakte, d.h. eine bildhafte, auf den Koran gegründete Vorstellung von der Transzendenz des Menschen und der Eschatologie. Das Proprium des Sufismus ist durchaus dogmatisch und damit intellektuell leichter zu fassen als z.B. die Dharmalehre oder die säkulare Indifferenz gegenüber der Transzendenz. Klare Unterscheidungen in Gut und Böse oder in Erlaubt und Verboten sowie klare, anschauliche Aussagen über die jenseitige Vergeltung diesseitiger Taten erleichtern natürlich die Verbreitung einer Botschaft. Dies mag ein Vorteil gegenüber den östlichen Religionen sein.

Der Aufbau eines moralischen und philosophischen Systems auf den "finalen", von Gott bestimmten Konsequenzen des Verhaltens zu Lebzeiten ist ein Proprium der auf Gott oder Götter basierten Religion. Die westliche Philosophie dagegen hat sich traditionell mehr durch fernöstliche Vorstellungen ohne eschatologische Annahmen inspirieren lassen, während z.B. der islamische Philosoph die Dogmen seiner Religion sinnvoll in sein System integrieren muss: "Since the rise of rationalism, mainstream Western philosophers have shown practically no interest in eschatology ... As for psychology, the modern discipline using that name, does not know what to do with [it] ... traditional psychologies of the Oriental traditions [are] based on intellection and spiritual methods that enable one to penetrate into the depths of the psyche, to transform it and ultimately to transcend it. In the world of prophecy, the philosopher must deal with the reality of eschatology as asserted by the revelation" (Nasr 2006, S. 229f).

4. Diskussion und Ergebnisse

4.1 Die untersuchten Religionen

Alle untersuchten Religionen streben ursprünglich nicht nur danach, dem Gläubigen spirituelle Erklärungen der komplexen Welt zu bieten oder gemeinschaftsdienliche moralische Forderungen aus ihren Vorstellungen der Transzendenz abzuleiten. Sie stellen darüber hinaus auch ein potentiell umfassendes, alle Lebensbereiche abdeckendes und „regelndes" System dar, das gerade für Abweichungen vom Idealzustand - für Krankheit und Leid, aber auch charakterliche Auffälligkeiten und psychopathologische Erscheinungsbilder - Konzepte entwickelt hat. Dabei hat jede Religion ihr besonderes Wesensmerkmal („Proprium"), ihren „Charakter", der natürlich innerhalb der Religion nochmals deutlich heterogen sein kann. Dies wird im Folgenden kurz zusammengefasst (vgl. die jeweiligen Kapitel).

Der Hinduismus als der Ausgangspunkt der mittel- und fernöstlichen Religionen des „ewigen Weltgesetzes" baut auf das Konzept des Karma. Jede Handlung eines Menschen hat demnach Folgen, denen er sich nicht entziehen kann, nicht einmal durch den Tod. Ein ewiger Kreislauf von Geburt, Wachstum, Alter und Zerstörung regiert die Welt, und zwar die Erde als Ganzes, im Maßstab von Jahrtausenden, ebenso wie das Leben des einzelnen Menschen. Das Kontingenzerleben, d.h. das Erleben der „Wirksamkeit" in jeder Handlung (z.B. auch magischer, sakraler Natur), in Verbindung mit der Unmöglichkeit der Erlangung ewigen Lebens oder ähnlich unangreifbarer absoluter Positionen bestimmt hier die Kultur. Durch die Vorstellung vom Karma regelt sich die gesellschaftliche und persönliche Moral, und das spirituelle Ideal ist die asketische „Entrückung" aus seinem Wirkungsbereich (vgl. Yoga).

Der Buddhismus verzichtet auf einige soziale Ableitungen (Kastensystem, Betonung von Wert- und Rangordnung bei der Wiedergeburt) und die „Ausschmückung mit Göttern" (hinduistischer Pantheon) aus dem Weltbild seiner Mutterreligion. Er betont stattdessen das menschliche „Verlangen" als die Ursache allen Leids (Dukkha) und als Triebkraft des Kreislaufs (Samsara) der Reinkarnation, welches etwa durch Rituale nicht beeinflusst werden kann. Einzig die Arbeit „mit sich" (Meditation etc.) kann das Verlangen besiegen. Der Umgang mit persönlichem Leid ergibt sich aus dem Umgang mit diesem persönlichen Verlangen; der Umgang mit dem Leid anderer wird bestimmt von einer altruistischen Grundeinstellung und der Hilfsbereitschaft als Bodhisattva (sanskr.: „Erleuchtungswesen": jemand, der anderen Lebewesen auf ihrem Weg zur Erleuchtung beisteht). Mitgefühl ist kein leiderzeugendes Verlangen („However innumerable beings are; I vow to save them.", D. T. Suzuki 1935, S. 3).

Das Judentum ist insofern dem Hinduismus vergleichbar, als es Vorläufer und Ausgangspunkt weiterer, nämlich der beiden anderen abrahamitischen Religionen Christentum und Islam ist. Obwohl heute hinsichtlich der Zahl seiner Anhänger relativ klein, war es zu seiner Ursprungszeit eine außerordentlich „innovative" Religion. Zu diesen Innovationen gehörten ein strikter Monotheismus (in einer Umgebung von Stammesgottheiten), der Bündnisgedanke, das Gefühl der Auserwähltheit vor anderen Völkern und die nicht-bildhafte, auf einer heiligen Schrift basierenden Verehrung Gottes. Die besondere persönliche Beziehung zu Gott, seine „Ansprechbarkeit", spiegelt sich in der Lebensbewältigung der Gläubigen wider. Gott hat zwar bestimmte strikte Forderungen, die nicht immer nachzuvollziehen sind, aber dafür sorgt er sich auch und ist gnädig. In einem Weltbild, das ein definitives Ende des irdischen Lebens und einen Himmel bzw. seine Versagung kennt, ist sowohl der „Druck" auf den Einzelnen höher als auch die mögliche „Belohnung"; nicht Entrückung, sondern richtiges Handeln verschafft das Seelenheil.

Das Christentum lässt viele der jüdischen Glaubens- und Rechtsvorschriften und damit Verbreitungshindernisse fallen. Es ergänzt das strikt intellektuelle Religionsverständnis um gewisse Anschaulichkeiten (Bildnisse, Heiligenverehrung, Marienkult, Vater/Sohn/Heiliger Geist, ...) und mildert sowohl die Strenge als auch die Direktheit des direkten Gotteskontakts etwas ab (Katholizismus: Mittlerfunktion der Kirche, Beichte etc.). Die durch Schismen und die Reformation heute extrem inhomogene Religion umfasst das nicht-praktizierende „Kulturchristentum" bis hin zu Strömungen wie der „charismatischen Erneuerung". Gerade durch seine Vielfalt hat es viele spirituelle Methoden entwickelt (vgl. Gebetsformen, Gottesdienst, Beichte etc.), um das Proprium der „Christlichen Idee" zu befördern (Umkehr, Vergebung, bedingungslose Liebe Gottes u.a.). Der Einfluss des christlichen Glaubens auf Lebensbewältigung, Coping usw. sowie seine „Nutzung" in Psychotherapien ist relativ gut untersucht, vor allem wegen der großen Forschungsaktivität in den USA.

Der Islam, die jüngste der betrachteten Religionen, versteht sich als das „letzte Wort" unter ihnen. Durch den Koran und die detaillierten Regeln der Sunna, d.h. Ableitungen aus der Lebensführung des Propheten, bietet er seinen Gläubigen ein hohes Maß an Orientierung im täglichen Leben, in dieser Hinsicht vergleichbar nur dem Judentum. Zu medizinischen und psychologischen Themen finden sich bereits in seinen grundlegenden Schriften erstaunlich aktuelle Aussagen, und die islamischen Ärzte v.a. des „goldenen Zeitalters" gaben wichtige Anstöße zur Fortentwicklung der Medizin, Psychologie und anderer Wissenschaften. Trotz (oder wegen?) der „endgültigen" religiösen Dogmen entwickelte sich im Islam eine blühende und diverse „Philosophie des Geistes", reichend von Angelogien (Rückführung des Intellekts auf das Wirken göttlicher Stellvertreterwesen) bis hin zu systematischen Persönlichkeitstheorien. Auf dem Boden des Islam gab es bereits sehr früh Bestrebungen, seelisch gestörte Menschen in eigenen Spitälern oder Abteilungen unterzubringen und zu behandeln (J. E. Staehelin 1957, Kaiser 2007, S. 221f).

4.2 Die gemeinsamen therapeutischen Elemente

Betrachtet man die auf die Psyche ausgerichteten oder „per effectum" psychotherapeutisch wirksamen Aspekte, so scheinen im Lauf der Jahrhunderte alle Religionen zu vergleichbaren „wirksamen Prinzipien" gefunden zu haben. Zwar werden oft eine oder wenige von diesen betont („Charakter"), doch wenn man alle Strömungen und Facetten der jeweiligen Religion berücksichtigt (Inhomogenität), zeigt sich meist die Anwendung aller Methoden.

Versenkungsmethoden:

Das erste der angesprochenen wirksamen Prinzipien ist die Versenkung. Ob als meditatives „Nicht-Denken", kontemplative Rezitation heiliger Texte, formelhaftes Gebet oder mystische Gottessuche – immer wird eine besondere Art der Wachheit angestrebt, ein integrativer und ruhiger Bewusstseinszustand. Die speziellen „theologischen Ziele" der jeweiligen Praxis (Suche nach Erleuchtung, Einheit mit Gott, Entrückung von der Welt, …) und eventuelle suggestive Komponenten stehen einem gemeinsamen Gehalt an physiologisch-psychologischer Wirkung (z.B. Relaxation) gegenüber, die sich bereits aus Körperhaltung und Aufmerksamkeitsfokussierung ergibt. Die religiösen Ausformungen der Meditation bzw. meditationsähnliche Techniken sind im Hinduismus die verschiedenen Formen des Yoga, im Buddhismus das Zazen (bzw. die Meditationsformen der anderen Schulen), im Judentum z.B. das Hitbonenuth („Selbstverständnis", eine Kontemplationstechnik bzw. Betrachtungsweise in der Kabbalah, die die eigene Person in Relation z.B. zur Schöpfung oder einem alltäglichen Gegenstand stellt; Kaplan 1995, S. 50ff, vgl. Abschnitt Kabbalah im Judentum), im Christentum z.B. Rosenkranz oder Jesusgebet, im Islam die verschiedenen Formen des Dhikr (Rezitation, Tanz, Gesang, Meditation u.a.). Die Praxis des Zen kann bereits ohne große Veränderung „säkular eingesetzt" werden. Weitere säkulare Techniken auf der Grundlage oder unter Nutzung des meditativen Prinzips sind z.B. das autogene Training oder die Initiatische Therapie. Im weiteren Sinne bedienen sich auch all jene Methoden einer „meditativen" Komponente, die das Aushalten des „Alleinseins mit Sich" erfordern, wie z.B. die christlichen Exerzitien oder die Anfangswoche in der Morita-Therapie.

Andere Faktoren:

Die „Technik" der Meditationspraxis wird meist begleitet von einer Philosophie für den Alltag, einer Lebensart. Dabei geht es - wieder unabhängig vom spirituellen Hintergrund betrachtet – um die Einübung „gesunder" Denk- und Verhaltensmuster und das Erkennen und den Umgang mit den eigenen Gefühlen. Damit sind sowohl ein „verhaltenstherapeutischer" Aspekt (Bewerten von Gefühlen und Gedanken, Selbsterziehung), ein „analytischer" Aspekt (Erkennen und Verstehen, Aufdecken der Ursprünge des gegenwärtigen Leidens, contra Alexithymie, vgl. „erkenne dich selbst" der griech. Philosophie) als auch ein akzeptierender "Achtsamkeitsaspekt" (Mindfulness) gegeben, wie sie in der säkularen Psychotherapie bekannt sind. Im Hinduismus ergeben sich alle drei aus den moralischen Implikationen des Karma und der Erkenntnis des ewigen Kreislaufs, im Buddhismus aus dem spirituellen Charakter alltäglicher Arbeit und der Gefahr des „Attachments" (z.B. an Gefühle), im Judentum aus den religiösen Geboten und dem Bündnis mit Gott, im Christentum aus dem Ruf zur Abkehr von der Sünde („kehret um", griech. „metanoeite", eigentlich: *denket* um", vgl. „kognitive Veränderung") und der Gnade Gottes, im Islam aus dem Vorbild Mohammeds.

Für säkulare Psychotherapien ist außerdem bekannt, dass die Qualität der persönlichen Beziehung zum Therapeuten bereits einen großen Anteil der kurativen Wirkung ausmacht (Tschuschke und Anbeh 2008, S. 27). Es ist nicht verwunderlich, dass auch die Religionen zur Vermittlung ihrer Botschaft (und der begleitenden Wirkungen) die Wichtigkeit der Person des Lehrenden und der Beziehung zu dem oder den Schülern betonen. Der Yogi im hinduistischen Yoga, der „Meister" im Buddhismus, der Rabbi im Judentum, der Priester im Christentum oder der Sheik im islamischen Sufismus sind sowohl Autoritäts- als auch Vertrauensperson. Im Idealfall befördern sie bereits durch ihre Persönlichkeit ihre Lehre.

Zur religiösen Bezugnahme von Begründern psychotherapeutischer Methoden und „Schulen":

Es stellt sich die Frage, inwieweit die Begründer psychotherapeutischer Richtungen, die religiöse Elemente enthalten, explizit darauf hingewiesen oder sogar eingeräumt haben, dass sie von Lehren und Praktiken, die ihre Wurzeln im Religiösen haben, inspiriert wurden. Letzteres ist z.B. bekannt von M. Linehan, deren „Dialektisch-behaviorale

Therapie" durch Gedanken aus dem Zen-Buddhismus befruchtet wurde (Dialektik zwischen „Loslassen" und „Streben nach Veränderung"). Die Initiatische Therapie nach Carlfried Graf Dürckheim bezieht sich in Lehre und Praxis ebenfalls stark auf den Zen-Buddhismus. Das Autogene Training von J. H. Schultz und die „Gestufte Aktivhypnose" nach E. Kretschmer und D. Langen weisen Parallelen zu Yogapraktiken auf, wobei sich besonders Langen mit fernöstlichen Meditationstechniken befasst hat (Langen 1963). Schultz bezeichnet den Yoga als dem autogenen Training „verwandtes Verfahren" und zitiert den Ausdruck „mystische Psychotechnik" (Schultz 2003, S. 349 ff).

Auf der Website der Deutschen Gesellschaft für Analytische Psychologie (nach Carl Gustav Jung) heißt es: „Zeitlebens beschäftigen C.G. Jung Fragen des Religiösen ... Er vertritt die Auffassung, dass im Kern vieler seelischer Störungen die Frage nach dem tieferen Sinn des Lebens und der spirituellen Einstellung [steht]. Jung ist beeindruckt von der Tiefe und Vielfalt der psychischen Erfahrungen und Erkenntnisse, die sich in den östlichen Religionen spiegeln, lehnt aber eine unreflektierte Übernahme östlicher Übungswege und Vorstellungen für den westlichen Menschen ab. Die christliche Religion sei für den westlichen Menschen zwar immer noch bedeutsam, sie bedürfe aber einer neuen Sicht, die u.a. das weibliche Prinzip sowie dessen Verbindung mit dem männlichen Prinzip und eine Anerkennung der ambivalenten Paradoxie des Gottesbildes, der dunklen Seite des Göttlichen, beinhalte." (Deutsche Gesellschaft für Analytische Psychologie 2010).

Hier besteht zwar kein direkter Einfluss einer religiösen Überzeugung oder Glaubenspraxis auf eine psychotherapeutische Richtung oder „Schule", aber die Lehre Jungs hat - anders als etwa die Psychoanalyse Freuds - eine positive Sichtweise der Religion als eines menschlichen Erfahrungsbereiches. Sie nimmt die Religion als Ressource ernst und versucht daher, sie z.B. in Gestalt ihrer Symbole und „Archetypen" in ihr psychotherapeutisches Vorgehen einzubeziehen. In der Traumdeutung kann hier die Methode der „Amplifikation" eingesetzt werden, d.h. der überpersönlichen Bezugssetzung spezieller Trauminhalte zu archetypischen Elementen der Religion oder Mythologie. Eines der bekanntesten Zitate von C.G. Jung, das ebenfalls seine Sicht des Religiösen als einer tragenden Säule im menschlichen Dasein belegt, lautet: „Unter allen meinen Patienten jenseits der Lebensmitte ... ist nicht ein einziger, dessen endgültiges Problem nicht das der religiösen Einstellung wäre. Ja, jeder krankt in erster Linie daran, dass er das verloren hat, was lebendige Religionen ihren Gläubigen zu allen Zeiten gegeben haben, und keiner ist wirklich geheilt, der seine religiöse Einstellung nicht wieder erreicht, was mit Konfession oder Zugehörigkeit zu einer Kirche natürlich nichts zu tun hat." (Jung 1963, S. 355-376).

Naturgemäß enthalten besonders die „Humanistischen" Psychotherapierichtungen Elemente, die Ideen und Grundsätzen der Religionen nahe stehen. So weist die Klientenzentrierte Gesprächspsychotherapie nach Carl R. Rogers Charakteristika auf, die stark an religiöse „Tugenden" und Bestrebungen erinnern, wie Empathie und bedingungslose positive Zuwendung, Echtheit (christliche „Wahrhaftigkeit") und Suche nach dem „Selbst" („wie Gott mich gemeint hat", im religiösen Kontext). Dies verwundert nicht, da Rogers zum einen als Kind streng religiös erzogen wurde (sich später aber von den religiösen Ansichten seiner Eltern emanzipierte) und sich zum anderen als Student in Seminaren intensiv mit religiösen Fragen auseinandersetzte.

Zentrales Anliegen der Logotherapie und Existenzanalyse nach V.E. Frankl ist die Suche nach dem je eigenen „Lebenssinn", nach dessen Bewusstmachung und praktischer Verwirklichung. Frankl hat in etlichen seiner bekanntesten Werke Parallelen zwischen seiner Lehre und der christlich-jüdischen Religion gezogen („Ärztliche Seelsorge", „Der unbewusste Gott - Psychotherapie und Religion"). „Mag die Religion auch noch so wenig um ... seelische Gesundung oder Krankheitsverhütung bemüht ... sein, so ist es doch so, dass sie per effectum – und nicht per intentionem! – psychohygienisch, ja psychotherapeutisch wirksam wird." (Frankl 1983, S. 219).

Religiöse Werte und Tugenden:

Nicht nur das System, sondern auch die Werte und Inhalte der Religionen haben ein Potential für die Psychotherapie bzw. finden sich in neueren psychotherapeutischen Ansätzen wieder. Nachdem die z.B. von den christlichen Kirchen geschätzten charakterlichen Tugenden und der Begriff der „Sünde" lange Zeit an öffentlicher Beachtung und Orientierungsfunktion verloren hatten, erleben sie mittlerweile eine Renaissance – gerade in der „säkularen Aufmerksamkeit". H. Ernst schreibt im Editorial einer der Religion gewidmeten Ausgabe von „Psychologie Heute": „Vom evolutionären Überlebenswert religiöser Ideen bis zur salutogenen, also die seelische und körperliche Gesundheit erhaltenden Funktion religiöser Praxis spannt sich ein weiter Bogen. ... Viele neuere Therapieformen sind ohnehin religiös beeinflusst, wie etwa die Humanistische Psychologie. ... Grund genug also für die Psychologie, sich die ‚Konkurrenz' und ihre Geschäftsgeheimnisse mal genauer anzusehen." (Ernst 2010). In derselben Ausgabe werden von Nikolas Westerhoff u.a. religiöse Tugenden wie Nachsicht und Dankbarkeit als salutogene Inhalte beschrieben (Westerhoff 2010). In einem bereits 2008 erschienenen Beitrag werden von M. Utsch außerdem u.a. Mäßigung und Gerechtigkeit angeführt (Utsch 2008b). Am ehesten dürften in der Praxis solche Aspekte in den sog. „Humanistischen" Psychotherapieformen, aber auch - als Verhaltensziel - in behavioralen Ansätzen eine Rolle spielen.

Christliche Werte werden z.B. in den USA in der „Evangelical Renewal Therapy" (Saucer 1991) eingesetzt, im größeren Rahmen auch in der „Christian Psychiatry" (D. R. Johnson und Westermeyer 2001, S. 96f). Sie dienen hier z.b. als Gegenmittel zu dem als schädlich wahrgenommenen „Atheistic Ideation Complex". Auch im islamischen Raum werden Wertvorstellungen als wichtig für das psychische Wohlergehen angesehen und im Rahmen islamisch (d.h. vom Koran her) geprägter Psychotherapien angewandt: „[Wir] benutzen ... religiöse Techniken in einer wissenschaftlichen Weise zur Veränderung der Werte. ... [Der Therapeut] darf jedoch niemals Vorträge oder Predigten halten oder ihm [dem Patienten] Wertvorstellungen aufzwingen.". Bedingung ist hier allerdings eine grundsätzlich positive Einstellung der Patienten zum Koran und den darin festgeschriebenen Wertvorstellungen (Azhar 1997). Die Besonderheiten von stark religiösen Patienten in der Psychotherapie sind von Koltko am (christlichen) Beispiel der Mormonen beschrieben worden (Koltko 1990).

Nicht nur die (religiösen) Tugenden, sondern auch ihr Gegenteil erhält in den letzten Jahren verstärkt Aufmerksamkeit. M. Matussek zitiert im „Spiegel" Aldous Huxley mit den Worten: „Ich brauche keine Bequemlichkeit. Ich will Gott, ich will Poesie, ich will wirkliche Gefahren und Freiheit und Tugend. Ich will Sünde!" (Matussek 2010). Der „Tod der Sünde" im zwanzigsten Jahrhundert, die Selbstverständlichkeit des Übertretens früherer moralischer Normen und der regelrechte „Wettbewerb" um ihre Übertretung (vgl. „Eitelkeit") erzeugen nach Matussek gerade wieder die Sehnsucht nach einem festen Konstrukt, z.B. in Form der christlichen „Sieben Todsünden" (Hochmut/Eitelkeit, Habgier/Geiz, Wollust/Genusssucht, Völlerei/Maßlosigkeit, Neid/Missgunst, Zorn/Rachsucht, Trägheit des Herzens/Unberührtheit z.B. von Mitleid).

Es ist offensichtlich, dass diese „sündhaften" Eigenschaften auch und gerade ihrem Träger Schaden zufügen. Es finden sich Überschneidungen z.B. mit den Persönlichkeitsstörungen nach ICD und DSM. Wenn man die Sünde also nicht als etwas zu Bestrafendes, sozial Sanktioniertes auffasst, was den Betroffenen evtl. zusätzlich schadet, sondern als Zeichen von Störung und Krankheit, dann läuft diese kirchliche „Klassifizierung" parallel zur „säkularen" psychologisch-psychiatrischen Sichtweise.

Tabelle, S. 140: Gegenüberstellung von religiösen Praktiken/Lehren und psychotherapeutischen Verfahren. Zu ergänzen ist, dass die Analytische Psychologie nach C.G. Jung in ihrer Arbeit mit religiöser Symbolik Anleihen aus verschiedenen Religionen (westlichen wie östlichen) entnimmt:

Religion	Religiöse Praktik/ Lehre (z.T. Überschneidungen)	Psychotherapeutische Entsprechung
Hinduismus	- Yoga - Reinkarnationslehre, Konzept des Karma	- Autogenes Training - Hypnoanalyse, Selbsthypnose - Selbstverantwortung als Konsequenz
Buddhismus	- Techniken des Zen (Sitz- und Gehmeditation, konzentriertes Tätigsein, Mondo und Koan)	- Achtsamkeitstherapien - Morita-Therapie - Initiatische Therapie (Dürckheim) - Dialektisch-Behaviorale Therapie (DBT, Linehan)
Judentum	- Glaube an persönlichen Gott, Bundesgedanke, Erwähltheit	- Arbeitsbündnis Therapeut-Patient (Psychoanalyse) - Suche nach Sinn (Logotherapie) - Eigenverantwortung, „Hilfe zur Selbsthilfe"
Christentum	- Gebet - Gottesdienst - Beichte - Exerzitien	- kognitive Selbststeuerung - verbale Selbstsuggestion - Training vegetativer Reflexe (vgl. Yoga, Autogenes Training) - Gruppentherapie, auch Selbsthilfegruppen - Psychoedukation - Lernen am Modell - Katharsis der „talking cure" (Psychoanalyse) - Verhaltenstherapie gg. „sündhaftes" Handeln - stationäre Behandlung, Rückzug und Selbstfindung
Islam	- Mohammeds Vorbild (Sunna) - Theorien zu Denken, Persönlichkeit und psychischer Krankheit (Rhazes, Avicenna, Averroes) - Techniken des Sufismus (Formen des Dhikr, Betonung der Intuition, Betreuung durch den Sheik) - Lesen heiliger Texte (mit Diskussion) - vgl. auch Christentum (Gebet, Gottesdienst etc.)	- Tagesrhythmus, feste Regeln, Ordnung und Orientierung - psychologische Erklärungsmodelle - klinische Psychiatrie - Achtsamkeitstherapien (vgl. Zen, DBT etc.) - Bibliotherapie, Bibliodrama (Moreno) - vgl. auch Christentum

4.3 Fazit und Ausblick

„Von den glaubensorientierten Verhaltenspraktiken [haben] insbesondere suggestive Vorgehensweisen, kontemplativ-entspannende Verfahren, Erzeugung psychischer Ausnahmezustände (Trance, …), das ‚Kriterium der Selbstständigkeit des Patienten', des Weiteren aber auch spezielle kognitiv-behaviorale Techniken die neuzeitliche Psychotherapie, z.T. mit regionalen Schwerpunkten, beeinflusst" (Demling 2004, S. 47).

Die einzelnen genannten Komponenten wie körperorientierte Selbstversenkung und Entspannung (z.b. im Yoga, im Autogenen Training), Meditation bzw. Kontemplation (alle Religionen, Initiatische Therapie, Morita-Therapie), kognitive Techniken (etwa das „Umdenken" in den Religionen, z.b. Christentum), Attachment-Konzept, Achtsamkeitstherapie, kognitive Steuerung, Introspektion, Betonung der Praxis wurden in der Arbeit ausführlich dargestellt. Die Tabelle zeigt eine entsprechende Übersicht. Psychische Ausnahmezustände im Sinne der „Ekstase" (z.b. aktive Formen des sufistischen Dhikr, vgl. Derwische) sind in modernen Psychotherapien kaum anzutreffen (Ausnahme evtl. Schreitherapie nach Casriel, Primärtherapie/Urschreitherapie nach Janov), im Gegensatz zur „Enstase" als tranceartiger „Wach-Schlaf" (Hypnose, Hypnoanalyse, katathymes Bilderleben).

Das „Kriterium der Selbstständigkeit" ist ein Ziel sowohl der Religionen als auch der Psychotherapien (Dührssen [1978] sieht hier eine Verbindung besonders zwischen der jüdischen Religion und der Psychoanalyse). Während in den Religionen eine innere Unabhängigkeit von eigenen Trieben und Ansprüchen der Gesellschaft durch die dauerhafte vollkommene (nach Schleiermacher: „schlechthinnige") Abhängigkeit von Gott im Glauben angestrebt wird, ist die Abhängigkeit vom psychotherapeutischen „Führer" nur für eine gewisse Zeit gegeben; an ihre Stelle soll allmählich - ohne ein „Gegenüber" - ein Zustand innerer Freiheit von Symptomen (Ängste, Zwänge) treten, etwa durch Bewusstwerden der Ursachen (Analyse) oder durch Übung (Verhaltens- und kognitive Verhaltenstherapie).

Übungspraxis gibt es auch, wie dargestellt, in den Religionen (Meditationsübungen, „Exerzitien", „Einübung in den Glauben"). Der Glaube an einen „persönlichen" Gott, der Rechenschaft fordert - wie es die monotheistischen Religionen lehren -, stärkt zudem das Bewusstsein der „Selbstverantwortung", ein Prinzip, das etwa in der Logotherapie V.E. Frankls eine zentrale Rolle spielt: Aufgabe jedes Einzelnen ist die Suche und das Finden des individuellen und situationsabhängigen „Lebenssinnes", auch unter widrigen Schicksalsumständen und unabhängig von einem Verschulden.

Den Religionen entlehnte oder vergleichbare Methoden der Psychotherapie sind keine „Nirwanatherapie" (Schultz 2003, S. 126: „... bewusste Hinleitung ... zu einer beglückenden Traumwelt, eine Anwendung, die ... der Verordnung von scheinbeglückenden Rauschmitteln gleichkommt..."), sondern wirksame Prinzipien, die die säkulare Psychotherapie erst in der jüngeren Vergangenheit erarbeitet hat. Hervorzuheben ist dabei die zunächst stets „ganzheitliche" Zielrichtung, die allerdings in den säkularen Entsprechungen oft auf bestimmte „Symptome" eingegrenzt wird.

Klar unterschieden sind selbstverständlich therapeutische „Technik" (Meditation, Achtsamkeitstraining u.a.) und Anwendung oder Förderung des religiösen „Propriums", d.h. der jeweils religiös fundierten Werte, Dogmen, Vorstellungen von Transzendenz oder Beziehung zu Gott und den Mitmenschen (etwa: „Wir sind alle Kinder Gottes"). Beides ist in der Psychotherapie strikt zu trennen. Ob und wie intensiv der Therapeut auf die Frage nach Glauben und Religion eingeht, hängt vom praktizierten Verfahren, seiner Einschätzung und den Vorgaben des Patienten ab (z.B. bei Glaubenszweifeln oder religiös motivierter Zwanghaftigkeit). Andererseits gehören Glaube und Religion zu den grundlegenden Kategorien menschlicher Erfahrung, so dass dieser Bereich - etwa bei der Anamneseerhebung - nicht von vornherein ausgespart werden sollte. Inwieweit der Therapeut den religiösen Glauben im therapeutischen Diskurs als Ressource für den Patienten nutzen möchte, bleibt - bei aller gebotenen Zurückhaltung - seiner persönlichen Einstellung und Erfahrung überlassen (Demling et al. 2001).

Wie die Untersuchung gezeigt hat, bieten die Weltreligionen in Lehre und praktischer Ausübung eine Vielzahl von Inhalten und Techniken, die sich analog in psychotherapeutischen Grundprinzipien und Vorgehensweisen wiederfinden. Dies legt den Schluss nahe, dass Religionen als „Quelle" therapeutischer Möglichkeiten reichhaltiger sind, als es sich in den gängigen Psychotherapieformen darstellt, und dass sie als Erkundungsfeld für säkulare Psychotherapien genutzt werden können (Westerhoff 2010). Die Beschäftigung mit Religionen (evtl. nicht nur den „Welt"-Religionen), etwa das Schriftenstudium der Buchreligionen (Judentum, Christentum, Islam) und das Studium religiöser Praktiken (Yoga, Meditation, kognitive Techniken u.a.) lässt deshalb die „säkularen" Psychotherapieformen in größerem Zusammenhang sehen und erscheint geeignet, Psychotherapie um wertvolle, praktisch umsetzbare Einsichten und Wirkprinzipien zu bereichern.

5. Literaturverzeichnis:

1 **Albrecht, Christian** (2007): Fest und Feier. In: Gräb, Wilhelm; Weyel, Birgit (Hg.): Handbuch Praktische Theologie. Gütersloh: Gütersloher Verlagshaus, S. 275–286.

2 **Al-Ghazali; Winter, T. J.** (1995): Al-Ghazali: On disciplining the soul. Cambridge: Islamic Texts Society.

3 **Alpen-Adria-Universität Klagenfurt** (2006): Doctor honoris causa an Josef Rattner. In: UNISONO, H. 3, S. 5.

4 **Anonymus** (14. Jhd.): The Cloud of Unknowing. Christian Classics Ethereal Library. Online verfügbar unter http://www.ccel.org/ccel/anonymous2/cloud.pdf, zuletzt geprüft am 09.08.2010.

5 **Assion, H. -J; Dana, I.; Heinemann, F.** (1999): Volksmedizinische Praktiken bei psychiatrischen Patienten türkischer Herkunft in Deutschland. In: Fortschritte der Neurologie - Psychiatrie, Jg. 67, S. 12–20.

6 **Association for Contextual Behavioral Science** (2010): ACBS. Online verfügbar unter http://contextualpsychology.org/acbs, zuletzt geprüft am 08.08.2010.

7 **Aurobindo, S.** (1999): The Synthesis of Yoga. Pondicherry: Sri Aurobindo Ashram Press.

8 **Azhar, M. Z.** (1997): Einbeziehung de islamischen Religion in die kognitive Verhaltenstherapie in Malaysia. In: Verhaltenstherapie, H. 7, S. 34–39.

9 **Becker, M. R.** (2004): Confession: None must, All may, Some should. Cincinnati/Ohio: Forward Movement.

10 **Benediktushof Holzkirchen** (2010): Wir stellen uns vor. Online verfügbar unter http://www.benediktushof-holzkirchen.de/index2.html, zuletzt geprüft am 31.07.2010.

11 **Biller, K.; Stiegeler, M. L.** (2008): Wörterbuch der Logotherapie und Existenzanalyse von Viktor Emil Frankl. Wien: Böhlau.

12 **Bitter, W.** (1965): Psychotherapie und religiöse Erfahrung. Ein Tagungsbericht. Stuttgart: Klett.

13 **Bleisch, P.** (1998): Charismatische Erneuerung in der katholischen Kirche. relinfo.ch - Evangelische Informationsstelle. Online verfügbar unter http://relinfo.ch/ce/info.html, zuletzt geprüft am 09.08.2010.

14   Bosse-Huber, P. (2009): Lieber Gott - Amen. In: Besuchen und Finden, H. 1, S. 4–5.

15   Brenner, Helmut (1999): Autogenes Training Oberstufe - Wege in die Meditation. Wie Sie AT und östliche Meditation ideal kombinieren und davon noch mehr profitieren. Stuttgart: TRIAS.

16   BTS Fachgesellschaft für Psychologie und Seelsorge (2010): Die BTS-Ausbildung "Lebens- und Sozialberater (BTS)". Online verfügbar unter http://www.bts-ips.de/html/ausbildung.html, zuletzt geprüft am 09.08.2010.

17   BTS Fachgesellschaft für Psychologie und Seelsorge (2010): Unser Konzept. Online verfügbar unter http://www.bts-ips.de/html/unser_konzept.html, zuletzt geprüft am 30.07.2010.

18   Bundesministerium für Gesundheit (2002): Approbationsordnung für Ärzte. Vom 27. Juni 2002. In: Bundesgesetzblatt, H. 44, S. 2405–2435.

19   Buswell, R. E. (2004): Encyclopedia of Buddhism. New York: Macmillan Reference.

20   Cheetham, T. (2003): The World Turned Inside Out. Henry Corbin and Islamic Mysticism. Woodstock/Connecticut: Spring Journal.

21   Chittick, W. C. (2008): Sufism. A beginner's guide. Oxford: Oneworld.

22   Cohen, J. (2008): Judaism and Mental Illness. In: Australian Journal of Pastoral Care and Health, Jg. 2, H. 2, S. 1–5.

23   Cohn-Sherbok, L. (2006): A Guide to Judaism. Oxford: Alden Group.

24   Corbin, H.; Sherrard, L. (1996): History of Islamic philosophy. London: Kegan Paul International.

25   Dehn, U. (2005): Transzendentale Meditation. Kompakt-Info. Evangelische Zentralstelle für Weltanschauungsfragen. Berlin. Online verfügbar unter http://www.ekd.de/ezw/dateien/EZW_KI_Transzendentale_Meditation_5_2005.pdf, zuletzt geprüft am 06.08.2010.

26   de'ignis-Institut für Psychotherapie und christlichen Glauben (2010): Fortbildung in christlich-integrativer Psychotherapie. Online verfügbar unter http://www.deignis.de/50-0-Fortbildung.html, zuletzt geprüft am 30.07.2010.

27   Delitzsch, F. (1876): Biblischer Commentar über die Poetischen Bücher des Alten Testaments. Zweiter Band: Das Buch Hiob. 2. Aufl. Leipzig: Dörffling und Franke.

28   Demling, J. H. (2004): Zum Stellenwert der Religion in der Psychotherapie:

Historischer Rückblick. In: Zwingmann, C. (Hg.): Religiosität. Messverfahren und Studien zu Gesundheit und Lebensbewältigung; neue Beiträge zur Religionspsychologie. Münster: Waxmann, S. 41–55.

29 **Demling, J. H.; Neubauer, S.; Luderer, H. -J; Wörthmüller, M.** (2002): A survey on psychiatric patients' use of non-medical alternative practitioners: incidence, methods, estimation, and satisfaction. In: Complementary Therapies in Medicine, Jg. 10, S. 193–201.

30 **Demling, J. H.; Wörthmüller, M.; O'Connolly, T. A.** (2001): Psychotherapie und Religion. In: Psychotherapie · Psychosomatik · Medizinische Psychologie, Jg. 51, S. 76–82.

31 **Deutsche Bischofskonferenz** (2005): Katechismus der Katholischen Kirche. Kompendium. München: Pattloch.

32 **Deutsche Gesellschaft für Analytische Psychologie** (2010): Die Analytische Psychologie C. G. Jungs. Online verfügbar unter http://www.cgjung.de/index.php?option=com_content&view=article&id=41&Itemid=121, zuletzt geprüft am 10.08.2010.

33 **Deutsche Provinz der Jesuiten** (2010): Online-Exerzitien. Online verfügbar unter http://www.jesuiten.org/sonderseiten/online-exerzitien.html, zuletzt geprüft am 09.08.2010.

34 **Dubois, P.** (1905): Die Psychoneurosen und ihre psychische Behandlung. Bern: Francke.

35 **Duden online** (2010). Online verfügbar unter http://www.duden.de/, zuletzt geprüft am 30.07.2010.

36 **Dührssen, A.** (1978): Religiöse Erlebnisweisen und psychotherapeutische Verfahren. In: Zeitschrift für Psychosomatische Medizin und Psychoanalyse, Jg. 24, H. 3, S. 201–208.

37 **Dürckheim, K. G.** (1972a): Der Ruf nach dem Meister. Der Meister in uns. Weilheim: Barth.

38 **Dürckheim, K. G.** (1972b): Überweltliches Leben in der Welt. Der Sinn der Mündigkeit. 2. Aufl. Weilheim: Barth.

39 **Egger, J. W.** (2005): Das biopsychosoziale Krankheitsmodell. Grundzüge eines wissenschaftlich begründeten ganzheitlichen Verständnisses von Krankheit. In: Psychologische Medizin, Jg. 16, H. 2, S. 3–12.

40 **Enomiya-Lassalle, H. M.** (1977): Zen-Meditation. Eine Einführung. 2. Aufl.

Zürich, Köln: Benziger.

41 **Epstein, M.** (2000): Gedanken ohne den Denker. Das Wechselspiel von Buddhismus und Psychotherapie. 2. Aufl. Frankfurt am Main: Fischer Taschenbuch.

42 **Ernst, H.** (2010): Vom Konkurrenten lernen. Editorial. In: Psychologie Heute, Jg. 37, H. 7, S. 3.

43 **Evers, G.** (2010): Mensch und Gott im Buddhismus und im Christentum. Ein Vergleich zwischen christlicher Mystik und buddhistischer Erleuchtung. Katholische Universität Eichstätt. Online verfügbar unter http://www.ku-eichstaett.de/Fakultaeten/RPF/professuren/gemeindearbeit/reader/readerHII/HF_sections/content/Mensch%20und%20Gott%20im%20Buddhismus%20und%20im%20Christentum.pdf, zuletzt geprüft am 09.08.2010.

44 **Faust, V.** (2010): Der gewissenlose Psychopath. Arbeitsgemeinschaft Psychosoziale Gesundheit. Online verfügbar unter http://www.psychosoziale-gesundheit.net/pdf/Int.1-Psychopath.pdf, zuletzt geprüft am 08.08.2010.

45 **Forschungsgruppe Weltanschauungen in Deutschland** (2009): Religionszugehörigkeiten, 1950-2008. Online verfügbar unter http://fowid.de/fileadmin/datenarchiv/Religionszugehoerigkeit_Bevoelkerung__1950-2008.pdf, zuletzt geprüft am 30.07.2010.

46 **Frankl, V. E.** (1983): Ärztliche Seelsorge. Grundlagen der Logotherapie und Existenzanalyse. Frankfurt am Main: Fischer.

47 **Frankl, V. E.** (1998): Trotzdem Ja zum Leben sagen. Ein Psychologe erlebt das Konzentrationslager. München: Deutscher Taschenbuch-Verlag.

48 **Freud, S.** (1905a): Bruchstück einer Hysterie-Analyse. Projekt Gutenberg. Online verfügbar unter http://gutenberg.spiegel.de/?id=5&xid=5459&kapitel=1#gb_found, zuletzt geprüft am 07.08.2010.

49 **Freud, S.** (1905b): Über Psychotherapie. (In: Kleine Schriften II). Projekt Gutenberg. Online verfügbar unter http://gutenberg.spiegel.de/?id=5&xid=5453&kapitel=25&cHash=3aa83cf098chap065#gb_found, zuletzt geprüft am 31.07.2010.

50 **Freud, S.** (1914): Zur Psychologie des Gymnasiasten. (in: Kleine Schriften II). Projekt Gutenberg. Online verfügbar unter http://gutenberg.spiegel.de/?id=5&xid=5453&kapitel=37&cHash=3aa83cf098chap077#gb_found, zuletzt geprüft am 07.08.2010.

51 Freud, S. (1927): Die Zukunft einer Illusion. Projekt Gutenberg. Online verfügbar unter http://gutenberg.spiegel.de/?id=5&xid=725&kapitel=1#gb_found, zuletzt geprüft am 07.08.2010.

52 Freud, S. (1939): Der Mann Moses und die monotheistische Religion. Projekt Gutenberg. Online verfügbar unter http://gutenberg.spiegel.de/?id=5&xid=5468&kapitel=1#gb_found, zuletzt geprüft am 07.08.2010.

53 **Frohnhofen, H.** (2010): Der Ursprung der Kirche. Online verfügbar unter http://www.theologie-systematisch.de/ekklesiologie/2/texte-urgemeinde.htm, zuletzt geprüft am 07.08.2010.

54 **Fromm, E.; Suzuki, D. T.; Martino, R.** (1971): Zen-Buddhismus und Psychoanalyse. Frankfurt am Main: Suhrkamp.

55 **Gerlitz, P.; Spieckermann, H.; Thoma, C.; Röhser, G.; Gestrich, C.; Hüttenberger, T.** (2001): Stellvertretung. In: Theologische Realenzyklopädie. Online-Datenbank. Berlin: de Gruyter .

56 **Glasenapp, H.** (1967): Die fünf Weltreligionen. Brahmanismus, Buddhismus, chines. Universismus, Christentum, Islam. 2. Aufl. Düsseldorf, Köln: Diederichs.

57 **Glassman, B.; Litsch, F. -J** (1996): Bearing Witness - Zeugnis ablegen! Netzwerk engagierter Buddhisten. Online verfügbar unter http://www.buddhanetz.org/projekte/witness.htm, zuletzt geprüft am 09.08.2010.

58 **Grawe, K.; Donati, R.; Bernauer, F.** (2001): Psychotherapie im Wandel. Von der Konfession zur Profession. 5. Aufl. Göttingen: Hogrefe.

59 **Greene, A.** (1999): Autogenic Therapy: life force management for health. British Autogenic Society. Online verfügbar unter http://www.autogenic-therapy.org.uk/0001/news-08.htm, zuletzt geprüft am 31.07.2010.

60 **Gruber, H.** (2003): Der buddhistische Weg zur Überwindung von Traurigkeit und Angst. In: Psychologie Heute COMPACT, H. 8, S. 70–73.

61 **Hauschildt, E.** (2000): Die "eigenen" Trümpfe ausspielen. Christliche Seelsorge auf dem Psychomarkt. In: Josuttis, M.; Möller, C. (Hg.): Auf dem Weg zu einer seelsorglichen Kirche. Theologische Bausteine; Christian Möller zum 60. Geburtstag. Göttingen: Vandenhoeck & Ruprecht .

62 **Hillier, H. C.** (2010): Ibn Rushd. In: The Internet Encyclopedia of Philosophy. Online verfügbar unter http://www.iep.utm.edu/ibnrushd, zuletzt geprüft am 20.07.2010.

63 **Hofmann, U.** (2002): Was sind Exerzitien? Online verfügbar unter

http://www.exerzitien-herzensgebet.de/was_sind_exerzitien.pdf, zuletzt geprüft am 09.08.2010.

64 **Hohensee, W.** (2002): Zum Beispiel: Hiob. Mit Menschen der Bibel Lebenskrisen überwinden. Gütersloh: Quell.

65 **Huber, W.** (2008): Serie: Was glaubt die Welt? mikses - Magazin für Interkulturelles. Online verfügbar unter http://mikses-magazin.de/ spezial_glauben_chr.html, zuletzt geprüft am 09.08.2010.

66 **Hujer, M.; Lorenz, A.; Mayr, W.; Smoltcyk, A.; Steinvorth, D.; Windfuhr, V.; Zand, B.** (2009): Die Rückkehr des Allmächtigen. In: Der Spiegel, H. 52, S. 102–113.

67 **Hunter, P.** (2010a): Adherents.com Hauptseite. adherents.com. Online verfügbar unter http://www.adherents.com/, zuletzt geprüft am 30.07.2010.

68 **Hunter, P.** (2010b): Major Branches of Religions Ranked by Number of Adherents. adherents.com. Online verfügbar unter http://www.adherents.com/ adh_branches.html, zuletzt geprüft am 07.08.2010.

69 **Hunter, P.** (2010c): Major Religions of the World Ranked by Number of Adherents. adherents.com. Online verfügbar unter http://www.adherents.com/ Religions_By_Adherents.html, zuletzt geprüft am 31.07.2010.

70 **Ibrahim, I. A.** (1997): A Brief Illustrated Guide to Understanding Islam. 2. Aufl. Houston/Texas: Darussalam Publishers and Distributors.

71 **Institut für Achtsamkeit und Stressbewältigung** (2010): Homepage. Online verfügbar unter http://www.institut-fuer-achtsamkeit.de/homepage.html, zuletzt geprüft am 08.08.2010.

72 **Ivry, A.** (2008): Arabic and Islamic Psychology and Philosophy of Mind. In: The Stanford Encyclopedia of Philosophy. Online verfügbar unter http://plato.stanford.edu/archives/fall2008/entries/arabic-islamic-mind, zuletzt geprüft am 09.08.2010.

73 **Jaschke, H.** (1990a): "Aus der Tiefe rufe ich, Herr, zu Dir". Psychotherapie aus den Psalmen. 2. Aufl. Freiburg im Breisgau: Herder.

74 **Jaschke, H.** (1990b): Psychotherapie aus dem Neuen Testament. Heilende Begegnungen mit Jesus. 3. Aufl. Freiburg im Breisgau, Basel, Wien: Herder.

75 **Jewish Virtual Library** (2010a): Holidays & Festivals. Online verfügbar unter http://www.jewishvirtuallibrary.org/jsource/Judaism/holidays.html, zuletzt geprüft am 07.08.2010.

76 **Jewish Virtual Library** (2010b): Timeline for the History of Judaism. Online verfügbar unter http://www.jewishvirtuallibrary.org/jsource/History/timeline.html, zuletzt geprüft am 07.08.2010.

77 **Jewish Virtual Library** (2006): The Jewish Population of the World. Online verfügbar unter http://www.jewishvirtuallibrary.org/jsource/Judaism/jewpop.html, zuletzt geprüft am 07.08.2010.

78 **Johannes Paul II.** (2002): Apostolisches Schreiben "Rosarium Virginis Mariae". Vatikan. Online verfügbar unter http://www.vatican.va/holy_father/john_paul_ii/apost_letters/documents/hf_jp-ii_apl_20021016_rosarium-virginis-mariae_ge.html, zuletzt geprüft am 08.08.2010.

79 **Johnson, D. R.; Westermeyer, J.** (2001): Psychiatric Therapies Influenced by Religious Movements. In: Boehnlein, J. K. (Hg.): Psychiatry and religion. The convergence of mind and spirit. Washington, DC: American Psychiatric Press, S. 87–108.

80 **Johnson, P.** (1995): A History Of Christianity. New York: Simon and Schuster.

81 **Jung, C. G.** (1963): Über die Beziehung der Psychotherapie zur Seelsorge. In: Jung, C. G. (Hg.): Zur Psychologie westlicher und östlicher Religion. Zürich: Rascher (Gesammelte Werke, 11), S. 355–376.

82 **Jung, C. G.; Shamdasani, S.** (2009): The red book. New York, London: W. W. Norton.

83 **Kaiser, P.** (2007): Religion in der Psychiatrie. Eine (un)bewusste Verdrängung? Göttingen: V & R Unipress.

84 **Kaldewey, J.; Müller, S.** (2009): Beten, Hören, Meditieren: Wie alte geistliche Übungen helfen, Gott zu begegnen. jesus.ch. Online verfügbar unter http://www.jesus.ch/index.php/D/article/82-Spiritualitaet/45702-, zuletzt geprüft am 08.08.2010.

85 **Kaplan, A.** (1995): Jewish meditation. A practical guide. New York: Schocken.

86 **Kaufhold, R.; Wirth, H. -J** (2008): Der Weg ins Exil. Vor 70 Jahren emigrierte Sigmund Freud nach London. haGalil.com. Online verfügbar unter http://www.hagalil.com/archiv/2008/11/freud.htm#_ftnref1, zuletzt geprüft am 07.08.2010.

87 **Khoury, A. T.; Hagemann, L.; Heine, P.** (2004): Lexikon des Islam (CD-ROM). Geschichte Ideen Gestalten. Berlin: Directmedia.

88 **Kinzie, J. D.** (2001): The Historical Relationship Between Psychiatry and the

Major Religions. In: Boehnlein, J. K. (Hg.): Psychiatry and religion. The convergence of mind and spirit. Washington, DC: American Psychiatric Press, S. 3–26.

89 **Kisch, J.** (1990): Job's Friends: Psychotherapeutic Precursors in the Ancient Near East. In: Psychotherapy: Theory, Research, Practice, Training, Jg. 27, H. 1, S. 46–52.

90 **Köberle, A.** (1961): Grenzfragen an die evangelische Theologie. Medizin und Theologie in Begegnung und Abgrenzung zueinander. In: Frankl, V. E.; Gebsattel, E.; Schultz, J. H. (Hg.): Handbuch der Neurosenlehre und Psychotherapie. unter Einschluß wichtiger Grenzgebiete. München, Berlin: Urban und Schwarzenberg, Bd. 5, S. 679–689.

91 **Kolbe, C.** (1986): Heilung oder Hindernis. Religion bei Freud, Adler, Fromm, Jung und Frankl. Stuttgart: Kreuz.

92 **Koltko, M. E.** (1990): How Religious Belief Affects Psychotherapy: The Example of Mormonism. In: Psychotherapy, Jg. 27, H. 1, S. 132–141.

93 **Kora, T.** (1965): Morita Therapy. In: International Journal of Psychiatry, Jg. 1, S. 611–645.

94 **Kora, T.; Ohara, K.** (1973): Morita Therapy. In: Psychology Today, H. 2, S. 63–68.

95 **Kossak, H. -C** (2004): Hypnose. Lehrbuch für Psychotherapeuten und Ärzte. 4. Aufl. Weinheim: Beltz PVU.

96 **Krynicki, V. E.** (1980): The Double Orientation of the Ego in the Practice of Zen. In: The American Journal of Psychoanalysis, Jg. 40, H. 3, S. 239–248.

97 **Laabdallaoui, M.; Gerbert, F.** (2006): Sie glauben, sie sind besessen. In: Focus, H. 6, S. 114–116.

98 **Lambert, W.** (2007): Exerzitien - Geistliche Übungen. katholisch.de. Online verfügbar unter http://www.katholisch.de/2627.html, zuletzt geprüft am 09.08.2010.

99 **Landeskirchenamt Kassel** (2009): Herausforderungen der charismatischen Bewegung an die Evangelische Kirche von Kurhessen-Waldeck. Ein theologisches Votum der Kammer für Mission und Ökumene. Kassel: Evangelischer Medienverband.

100 **Langen, D.** (1963): Archaische Ekstase und Asiatische Meditation. mit ihren Beziehungen zum Abendland. In: Wiesenhütter, E. (Hg.): Schriftenreihe zur

Theorie und Praxis der Psychotherapie. Stuttgart: Hippokrates, S. 1–137.

101 **Langen, D.** (1968): Die Ekstase in ihrer Beziehung zu modernen psychotherapeutischen Methoden. In: Bibliotheca Psychiatrica et Neurologica, H. 134, S. 176–188.

102 **Langen, D.** (1979): Transzendentale Meditation - Hilfe oder Gefahr? In: Deutsches Ärzteblatt, H. 1, S. 35–39.

103 **Leaman, O.** (2002): An introduction to classical Islamic philosophy. 2. Aufl. Cambridge: Cambridge University Press.

104 **Leifer, R.** (1999): Buddhist Conceptualization and Treatment of Anger. In: JCLP/In Session: Psychotherapy in Practice, Jg. 55, H. 3, S. 339–351.

105 **Lilienfeld, F.** (1986): Hesychasmus. In: Theologische Realenzyklopädie. Online-Datenbank. Berlin: de Gruyter.

106 **Linehan, M. M.; van Nuys, D.** (2007): An Interview with Marsha Linehan, Ph.D. on Dialectical Behavior Therapy. mentalhelp.net. Online verfügbar unter http://www.mentalhelp.net/poc/view_doc.php?type=doc&id=13825&cn=91, zuletzt geprüft am 03.08.2010.

107 **Löser, W.** (2003): Das kirchliche Amt nach der Dogmatischen Konstitution "Lumen gentium" des II. Vatikanums. Philosophisch-Theologische Hochschule Sankt Georgen. Online verfügbar unter http://www.sankt-georgen.de/leseraum/loeser6.html, zuletzt geprüft am 09.08.2010.

108 **Luther, M.** (1984): Die Bibel nach der Übersetzung Martin Luthers. Revidierter Text 1984.: Bibelserver.com.

109 **Lüther, M.; Bornkamm, H.** (1989): Luthers Vorreden zur Bibel. 3. Aufl. Göttingen: Vandenhoeck & Ruprecht.

110 **Madhvacharya; Patanjali** (2008): Yoga sutras of Patanjali. Iron Belt/Wisconsin: Lulu.com.

111 **Marks, A.** (1997): Persian Poet Top Seller In America. The Christian Science Monitor. Online verfügbar unter http://www.csmonitor.com/1997/1125/112597.us.us.3.html, zuletzt geprüft am 10.08.2010.

112 **Matussek, M.** (2010): Auf Teufel komm raus. In: Der Spiegel, H. 7, S. 60–71.

113 **MBSR-Verband e. V.** (2010): Was ist MBSR-MBCT? Online verfügbar unter http://www.mbsr-verband.org/, zuletzt geprüft am 08.08.2010.

114 **McCann, H. J.** (2009): Divine Providence. In: The Stanford Encyclopedia of Philosophy. Online verfügbar unter http://plato.stanford.edu/archives/

spr2009/entries/providence-divine, zuletzt geprüft am 20.06.2010.

115 **McClain, G. R.; Adamson, E.** (2005): Complete idiot's guide to zen living. 2. Aufl. Indianapolis/Indiana: Alpha Books.

116 **Menschik-Bendele, J.** (2006): Laudatio anlässlich der akademischen Feier zur Verleihung der Ehrendoktorwürde an Herrn Dr. Dr. Josef Rattner. Alpen-Adria-Universität Klagenfurt. Online verfügbar unter http://www.uni-klu.ac.at/main/downloads/Laudatio_Rattner.06.pdf, zuletzt geprüft am 09.08.2010.

117 **Milstein, G.; Midlarsky, E.; Link, B. G.; Raue, P. J.; Bruce, M. L.** (2000): Assessing Problems with Religious Content. In: The Journal of Nervous and Mental Disease, Jg. 188, H. 9, S. 608–615.

118 **Mohammadali, M. S.; Tubbs, R. S.** (2007): The Disorder of Love in the Canon of Avicenna. In: The American Journal of Psychiatry, Jg. 164, H. 2, S. 228–229.

119 **Montenegro, M.** (2005): Contemplating Contemplative Prayer: Is It Really Prayer? In: Midwest Christian Outreach Journal, Jg. 11, H. 1, S. 10-11, 20-21.

120 **Müller, R.** (1981): Wandlung zur Ganzheit. Die initiatische Therapie nach Karlfried Graf Dürckheim und Maria Hippius. Freiburg im Breisgau: Herder.

121 **Murken, S.** (1998): Gottesbeziehung und psychische Gesundheit. Die Entwicklung eines Modells und seine empirische Überprüfung. Münster: Waxmann.

122 **Nagatomo, S.** (2008): Japanese Zen Buddhist Philosophy. In: The Stanford Encyclopedia of Philosophy. Online verfügbar unter http://plato.stanford.edu/archives/fall2008/entries/japanese-zen/, zuletzt geprüft am 31.07.2010.

123 **Nasr, S. H.** (2006): Islamic philosophy from its origin to the present. Philosophy in the land of prophecy. Albany/New York: State University of New York Press.

124 **Nurbakhsh, D.** (1978): Sufism and Psychoanalysis : Part One: What is Sufism? In: International Journal of Social Psychiatry, Jg. 24, S. 204–212.

125 **Okasha, A.** (2010): Religion and Mental Health in Islam. In: Verhagen, P. J. (Hg.): Religion and psychiatry. Beyond boundaries. Chichester: Wiley-Blackwell, S. 119–142.

126 **Overbye, D.** (2001): How Islam Won, and Lost, the Lead in Science. In: The New York Times. Online verfügbar unter http://www.nytimes.com/2001/10/30/science/social/30ISLA.html?pag, zuletzt geprüft am 09.08.2010.

127 **Oxford Islamic Studies Online** (2010): Sunni Islam. Online verfügbar unter http://www.oxfordislamicstudies.com/article/opr/t125/e2280?_hi=2&_pos=2.

128 **Pew Research Center for The People & The Press** (2002): Among Wealthy Nations ... U.S. Stands Alone in Its Embrace of Religion. Online verfügbar unter http://people-press.org/reports/pdf/167.pdf, zuletzt geprüft am 30.07.2010.

129 **Potrafki, J.** (1996): Geschichte der Kampfkünste - Kendo. In: Möller, J. (Hg.): Geschichte der Kampfkünste. Lüneburg: Universität Lüneburg.

130 **Pressestelle Bischöfliches Ordinariat Würzburg** (2002): Stellungnahme der Diözesanleitung zum Bericht „Lehrverfahren gegen Pater Willigis Jäger eingeleitet". Online verfügbar unter http://downloads.kirchenserver.net/ 7/623/1/11407729132380898.pdf, zuletzt geprüft am 31.07.2010.

131 **Pridmore, S.; Pasha, M. I.** (2004): Psychiatry and Islam. In: Australasian Psychiatry, Jg. 12, H. 4, S. 380–385.

132 **Ramm, M.** (2008): Beichtspiegel. 7. Aufl. Thalwil. Online verfügbar unter http://www.fides-et-oratio.at/pdf/beichtandacht/beichtandacht.pdf, zuletzt geprüft am 07.08.2010.

133 **Ratzinger, J.; Bertone, T.** (2000): Instruktion über die Gebete um Heilung durch Gott. Verlautbarung des Apostolischen Stuhls 149. Herausgegeben vom Sekretariat der Deutschen Bischofskonferenz. Bonn. Online verfügbar unter http://www.dbk.de/fileadmin/redaktion/veroeffentlichungen/verlautbarungen/VE_ 149.pdf, zuletzt geprüft am 10.08.2010.

134 **Ratzmann, Wolfgang** (2007): Gottesdienst. In: Gräb, Wilhelm; Weyel, Birgit (Hg.): Handbuch Praktische Theologie. Gütersloh: Gütersloher Verlagshaus, S. 519–530.

135 **Reuter, C.** (2009): Der Mensch Mohammed. In: GEO, H. 4, S. 128–154.

136 **Rosenthal, Z.** (2006): Dialectical Behavior Therapy for Patients Dually Diagnosed With Borderline Personality Disorder and Substance Use Disorders. In: Psychiatric Times, Jg. 25, H. 1.

137 **Rüschoff, S. I.** (1992): Zur Bedeutung des islamischen Religionsverständnisses für die Psychiatrische Praxis. In: Psychiatrische Praxis, Jg. 19, S. 39–42.

138 **Salit, N.** (1963): Jüdische Religion und Psychotherapie. In: Wiesenhütter, E. (Hg.): Schriftenreihe zur Theorie und Praxis der Psychotherapie. Stuttgart: Hippokrates, Bd. 5, S. 690–706.

139 **Sanderson, C.** (2006): Mindfulness for Clients and Family Members. behavioral

tech, LLC. Online verfügbar unter http://behavioraltech.org/downloads/ Mindfulness_for_clients_and_family_members.pdf, zuletzt geprüft am 09.08.2010.

140 **Sanderson, C.** (2008): Dialectical Behavior Therapy - Frequently Asked Questions. behavioral tech, LLC. Online verfügbar unter http://behavioraltech.org/downloads/dbtFaq_Cons.pdf, zuletzt geprüft am 03.08.2010.

141 **Saucer, P. R.** (1991): Evangelical Renewal Therapy: A Proposal for Integration of Religious Values into Psychotherapy. In: Psychological Reports, Jg. 69, S. 1099–1106.

142 **Scharrer, E.** (1984): Psychisches Fehlverhalten und die Heilung der Gottesbeziehung. Einige Aspekte bibl. Anthropologie u. ihre Bedeutung für d. Psychotherapie. Marburg: Francke.

143 **Schmaltz, G.** (1951): Östliche Weisheit und westliche Psychotherapie. Stuttgart: Hippokrates.

144 **Schöllgen, W.** (1963): Grenzfragen an die katholische Theologie. In: Wiesenhütter, E. (Hg.): Schriftenreihe zur Theorie und Praxis der Psychotherapie. Stuttgart: Hippokrates, Bd. 5, S. 627–653.

145 **Schultz, J. H.** (2003): Das autogene Training. Konzentrative Selbstentspannung ; Versuch einer klinisch-praktischen Darstellung. 20. Aufl. Stuttgart: Thieme.

146 **Schumann, H. -J; Schumann, M.** (1978): Japans Psyche ist anders. Sozialpsychologische und sozialpsychiatrische Beobachtungen in Ostasien. In: Deutsches Ärzteblatt, H. 9, S. 519–526.

147 **Seeskin, K.** (2010): Maimonides. In: The Stanford Encyclopedia of Philosophy. Online verfügbar unter http://plato.stanford.edu/archives/spr2010/entries/maimonides/, zuletzt geprüft am 07.08.2010.

148 **Shah, I.** (1971): The Sufis. New York: Anchor Books.

149 **Shoji, Y.** (2001): The Myth of Zen in the Art of Archery. In: Japanese Journal of Religious Studies, Jg. 28, S. 1–30.

150 **Sinh, P.** (1914): Hatha Yoga Pradipika. Allahabad: Panini Office.

151 **Sonn, T.** (2010): Islam. A Brief History. 2. Aufl. Oxford: Wiley-Blackwell.

152 **Sparn, Walter** (2007): Gebet. In: Gräb, Wilhelm; Weyel, Birgit (Hg.): Handbuch Praktische Theologie. Gütersloh: Gütersloher Verlagshaus, S. 287–299.

153 **Staehelin, B.** (1978): Von der Unendlichkeitsdimension der Psyche und von

einem christozentrischen Therapieprinzip. In: Schweizer Archiv für Neurologie, Neurochirurgie und Psychiatrie, Jg. 122, H. 1, S. 107–114.

154 **Staehelin, J. E.** (1957): Zur Geschichte der Psychiatrie des Islam. In: Schweizerische Medizinische Wochenschrift, Jg. 87, H. 35/36, S. 1151–1153.

155 **Stiftung Warentest** (2005): Autogenes Training. Online verfügbar unter http://www.test.de/themen/gesundheit-kosmetik/alternative-heilmethoden/verfahren-von-a-z/autogenes_training/, zuletzt geprüft am 30.07.2010.

156 **Susman, T.** (2009): Zen in their Bedside Manner. In: Los Angeles Times. Online verfügbar unter http://articles.latimes.com/2009/jun/19/nation/na-zen-chaplains19, zuletzt geprüft am 10.08.2010.

157 **Suzuki, D. T.** (1935): Manual of Zen Buddhism. Kyoto. Online verfügbar unter http://www.buddhanet.net/pdf_file/manual_zen.pdf, zuletzt geprüft am 10.08.2010.

158 **Suzuki, S.; Dixon, T.** (2005): Zen mind, beginner's mind. 15. Aufl. Boston/Massachusetts: Weatherhill.

159 **Tbakhi, A.; Amr, S. S.** (2008): Ibn Rushd (Averroes): Prince of Science. In: Annals of Saudi Medicine, Jg. 28, H. 2, S. 145–147.

160 **Tschuschke, V.; Anbeh, T.** (2008): Ambulante Gruppenpsychotherapie. Stuttgart: Schattauer.

161 **Utsch, M.** (2008b): Spirituelle Psychotherapie: Modetrend oder Modell der Zukunft? In: Psychologie Heute, H. 2.

162 **Utsch, M.** (2008): Spiritualität in der Psychotherapie - Was ist empirisch dazu bekannt? In: Reiter, A. (Hg.): Psychologie - Spiritualität. Interdisziplinär. Eschborn bei Frankfurt am Main: Dietmar Klotz, S. 28–43.

163 **Utsch, M.** (2010): Ist Glaube nur psychologisch erklärbar? Psychologie im Wandel: Von der Religionskritik zur Glaubensvertiefung. Institut für Glaube und Wissenschaft. Online verfügbar unter http://www.iguw.de/text.php?text=139&typ=pdf, zuletzt geprüft am 07.08.2010.

164 **Utsch, M.; Frick, E.** (2005): Religiöse Fragen in der Psychotherapie. Psychologische Zugänge zu Religiosität und Spiritualität. Stuttgart: Kohlhammer.

165 **Watanabe, N.; Machleidt, W.** (2003): Morita-Therapie. Eine originär japanische Therapieform zur Behandlung neurotischer Angststörungen. In: Der Nervenarzt, Jg. 74, H. 11, S. 1020–1024.

166 **Watts, A.** (1996): Buddhism, the religion of no-religion. The edited transcripts.

Boston: Tuttle.

167 **Weimer, M.** (2010): Wie das Christentum die Welt veränderte und verändert. Katholisches Pfarramt Altdorf. Online verfügbar unter http://www.dreifaltigkeit-altdorf.de/christentum_weltveraenderung.htm, zuletzt geprüft am 07.08.2010.

168 **Westerhoff, N.** (2010): Glaube, Hoffnung, Gelassenheit: Das therapeutische Wissen der Religionen. In: Psychologie Heute, Jg. 37, H. 7, S. 20–25.

169 **Weyel, Birgit** (2007): Predigt. In: Gräb, Wilhelm; Weyel, Birgit (Hg.): Handbuch Praktische Theologie. Gütersloh: Gütersloher Verlagshaus, S. 627–638.

170 **Wolff, H.** (1990): Jesus als Psychotherapeut. Jesu Menschenbehandlung als Modell moderner Psychotherapie. 9. Aufl. Stuttgart: Radius.

171 **Zenz, H.** (2004): Katholische und ökumenische Erneuerungsbewegungen und neue geistliche Gemeinschaften. Online verfügbar unter www.helmut-zenz.de/hzneuegg.html, zuletzt geprüft am 09.08.2010.

6. Danksagung:

Ich möchte mich bedanken bei meinen Eltern, die mir den Rücken freigehalten haben, bei meiner Freundin Susanne, die meinen Stress ausgehalten hat, und bei Prof. Dr. Demling, der für mich jederzeit ansprechbar war und diese Arbeit sehr gut betreut hat.

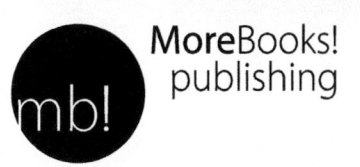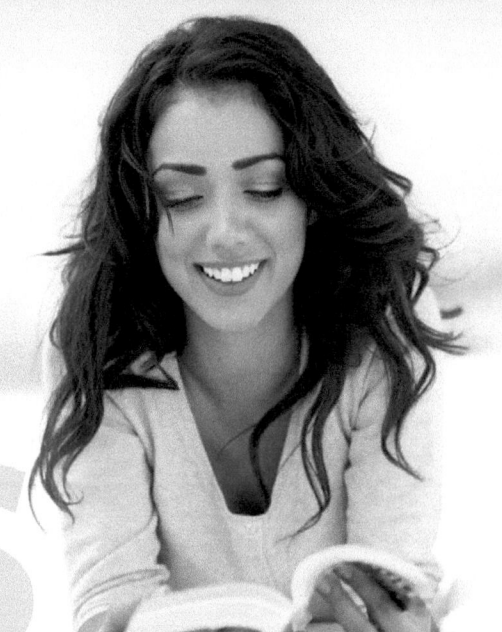

i want morebooks!

Buy your books fast and straightforward online - at one of world's fastest growing online book stores! Environmentally sound due to Print-on-Demand technologies.

Buy your books online at
www.get-morebooks.com

Kaufen Sie Ihre Bücher schnell und unkompliziert online – auf einer der am schnellsten wachsenden Buchhandelsplattformen weltweit! Dank Print-On-Demand umwelt- und ressourcenschonend produziert.

Bücher schneller online kaufen
www.morebooks.de

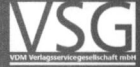 VDM Verlagsservicegesellschaft mbH
Heinrich-Böcking-Str. 6-8   Telefon: +49 681 3720 174   info@vdm-vsg.de
D - 66121 Saarbrücken   Telefax: +49 681 3720 1749   www.vdm-vsg.de

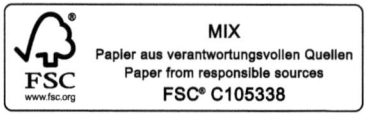

Printed by Books on Demand GmbH, Norderstedt / Germany